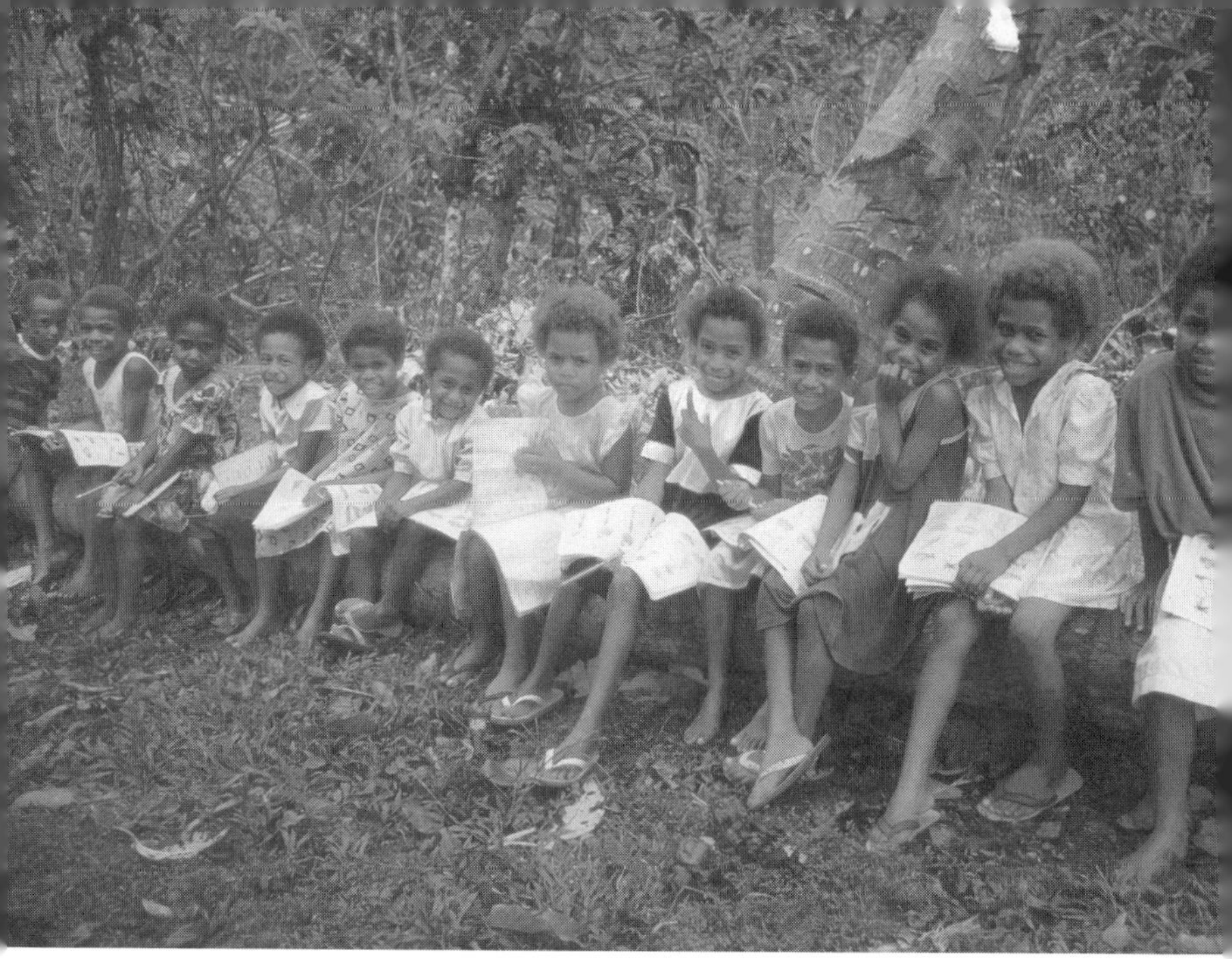

フィールドワーク選書 20

印東道子・白川千尋・関 雄二 編

南太平洋の伝統医療とむきあう

マラリア対策の現場から

白川千尋 著

臨川書店

扉写真——トンゴアの小学生たち。野外授業だろうか。倒れたヤシの木にお行儀よく座って先生の話を聞いていた。どの子もとても可愛らしい。1996年4月。

目次

はじめに …… 7
第一章　ヴァヌアツへ …… 11
1　晴天の霹靂　11
2　ポートヴィラ到着　14
3　ユニークな国　19
4　語学トレーニング　24
5　ビスラマ語　28
第二章　マラリア対策に携わる …… 33
1　マラリア対策課　33
2　隊員活動　37
3　単純作業　42
4　悩みと救い　46
5　友人づくり　50

第三章　フィールドワークことはじめ……57
1　プロジェクトの問題　57
2　病名語彙調査　61
3　災因調査　65
4　病気になる　70
5　伝統医療の参与観察　75
第四章　村に移り住む……81
1　次の機会　81
2　事前準備　86
3　イタクマ村へ　90
4　説明会　96
5　ブブの家　100
6　家庭訪問　106
第五章　伝統医療の位置づけ……113

1 カヴァ 113
2 情報収集の場 118
3 伝統医療でしか治せない病気 123
4 仮説と検証 127
5 近代医療の位置づけ 131
6 治療師の特徴 135
7 理解の見直し 140

第六章 村で暮らす…… 145

1 命の水 145
2 村と街の深いつながり 150
3 淡泊な食事 154
4 日曜日の楽しみ 159
5 新生活への適応 164
6 プラントハンターとしての私？ 169

第七章　世界のなかの伝統医療……175
1　秘密の知識　175
2　デング熱の治療法　180
3　情報源探し　184
4　新聞記事の読まれ方　188
5　薬草調査と選挙　193
6　ＰＨＣをめぐる動向　198
7　治療師の知識　202
8　タータ　206
おわりに……211

はじめに

本書の舞台は南太平洋のヴァヌアツ共和国である（図1）。私はこの島国で文化人類学のフィールドワークをしてきた。最初に彼の地を踏んでからかれこれ二十四年あまりが経つ。その間、毎年のように通い続けてきたわけではない。五年以上間隔が空くこともあった。さりとて、あるときからパッタリ行かなくなったということもない。フィールドワークをした国はほかにもあるが、二十年以上にわたってずっと縁のあるところはほかにない。

ただ、最初からフィールドをヴァヌアツにしたいと思っていたわけではなかった。むしろ惹かれていたのは、ヴァヌアツでも南太平洋のほかの国でもなく、遠く離れた西アフリカだった。十年ほど前に仕事でセネガルを訪れたときには「ついに来た！」と大いに盛り上がった。もし先に西アフリカと縁ができていたならば、その後ヴァヌアツでフィールドワークをすることはおろか、訪れることさえなかったかもしれない。

ヴァヌアツとの出会いは偶然以外の何ものでもなかった。青年海外協力隊員として派遣されたのである。派遣先として希望していたのは西アフリカのリベリアだった。しかし、希望通りにことは運ばず（ちょうど協力隊の採用試験を受けていた頃、内戦が勃発し、リベリアでの協力隊事業は中止されてい

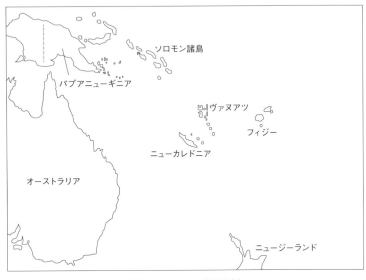

図１　ヴァヌアツ周辺地図

た)、まったくノーマークだったヴァヌアツに行くことになってしまった。

さらに想定外だったのが、ヴァヌアツですることになった活動である。マラリア対策だった。協力隊にはさまざまな仕事の業種(職種)があり、そのなかには文化人類学もある。ところが、私の場合はマラリア対策。だから、隊員として行った活動も当然、文化人類学のフィールドワークではない。しかし、任期を終えて帰国した後、再びヴァヌアツに舞い戻って行った伝統医療をめぐる文化人類学のフィールドワークは、隊員時代にマラリア対策にかかわるなかで生まれた問題意識と関係するものだった。

どのようにしてフィールドワークのテーマを設定したのか。そもそもなぜそのテーマについてフィールドワークをすることにしたのか。こうしたことはフィールドワークについて語るうえで外せないポイントだが、私の場合、それらはいずれもマラリア対策という国際協力の実践と深く結びついており、それに触れずして語ることはできない。つまり、私のなかで、マラリア対策の活動とその後の伝統医療に関するフィールドワークはセットになっており、前者も広い意味でフィールドワークに含まれるものとなっているのだ。

そんなわけで、本書ではまず前半（第一章から第三章）で、青年海外協力隊員として携わったマラリア対策のことについて取り上げる。そして、それを受けて後半（第四章から第七章）で、トンゴアという島で試みた伝統医療をめぐるフィールドワークに焦点を当てる。こうした構成になっているから、この本はフィールドワークに関心のある方々はもとより、国際協力に関心のある方々や、実際にその活動にかかわっている方々にも読んでいただける内容になっていると思う。直接活動の役に立つかどうかは別として。

第一章　ヴァヌアツへ

1　晴天の霹靂

「ヴァヌアツでマラリア対策にかかわっていただくことになりますが、行きますか」。

電話の相手はそう尋ねてきた。いや、実際はそんな単刀直入な聞き方ではなかったかもしれない。四半世紀近く前のことだから、細かいところはもうすっかり忘れてしまった。しかし、尋ねられたことがそのような内容であったのはたしかである。

電話の相手は青年海外協力隊事務局のスタッフだった。青年海外協力隊は、日本の政府開発援助の主要実施機関である国際協力機構（ＪＩＣＡ）が行っているボランティア事業である。一九六五年に最初の隊員がラオスに派遣されてから、これまで八十八カ国に約三万九七〇〇人が派遣されている（二〇一四年十二月末現在、http://www.jica.go.jp/volunteer/outline/publication/results/、二〇一五年一月二十五日アクセス）。毎年、春と秋に募集があり、採用試験の合格者が所定の研修を受けた後、一般的には二年の任期で派遣される。

私は一九九〇年春の募集に応募し、七月に試験を受けていた。結果は補欠合格。合格者に辞退者が出た場合などに繰り上げになるという条件つきの合格である。そのため、事務局から「繰り上げ合格になるかもしれないので待っているように」との連絡を受けた。その後、十月も下旬になり、いい加減ヤキモキしはじめていた矢先にかかってきたのが先の電話だった。事務局スタッフは、ヴァヌアツにマラリア対策という職種の隊員として行く気があるか、尋ねてきたのである。

唖然とした。というのも、そもそも応募したときマラリア対策など選んでいなかったからだ。協力隊には百を超える職種がある。小学校の教師や日本語教師から看護師、システムエンジニア、ひいては珠算やバレーボールの指導者に至るまで多種多様である。応募者はそのなかから学歴や職歴、もっている資格や免許などを踏まえて、自分にもっともふさわしい職種を選び、応募する。採用試験の内容は職種に応じて違い、応募者は自分の選んだ職種の試験を受ける。

私はといえば、村落開発普及員という職種を選んで応募し、試験を受けた。だから、繰り上げ合格となった場合は、当然村落開発普及員の隊員として採用されるだろうと思っていた。しかし、そうではなかった。職種の変更をともなう繰り上げ合格。そんなことがあるのか！　まさに青天の霹靂だった。

さらに想定外だったのがマラリア対策という職種。マラリアは蚊が媒介する熱病である。したがって、直接関係する分野としては医学や生物学などがある。しかし、私にはどちらの学歴もない。応募当時、私は大学院修士課程の一年生で、環境アセスメントや地域開発などを専門とする研究室に所属していた。また、大学院に進学する前は学部で文化人類学を専攻していた。さらに、社会人として仕事をした経験もなかったので、当然のことながらマラリア対策に関係するような職歴も皆無だった。

当時、私のような経歴の者、つまり文系の学部出身で社会経験のない者が選べる協力隊の職種はわずかしかなかった。その一つが村落開発普及員だった。この職種の隊員は大雑把にいうと、村やコミュニティの問題を改善するための活動に携わる。当時は「協力隊に参加したい、けれども相応の資格や職歴などがない」という文系学部出身者がこぞって応募するため、倍率が非常に高く、かなりの難関だった。

かといって、そのほかに応募できそうな職種もみあたらなかった。学部で文化人類学を専攻していたので、文化人類学という職種も選択肢に入ってはくる。しかし、応募した当時この職種の採用予定者は一人だけ。しかも修士以上の学歴か数年の社会経験が必要とされていたので、試験を受けても採用されないことは目にみえていた。

このように村落開発普及員を選ばざるを得なかった自分に、縁もゆかりもないマラリア対策という職種がまわってきたのである。マラリア対策なんて、ズブの素人の自分にできるのだろうか。辞退した方が良いかも…。唖然とした気持ちが落ち着くとそんなためらいも生じた。世界各地でおびただしい数の人命を奪っているマラリアへの恐怖心も相まって、ひるんだといった方が正確かもしれない。

しかしながら、考え直した。辞退すると、あらためて応募し直し、また試験を受けねばならない。

それに選べる職種は相変わらず村落開発普及員くらいしかなく、倍率の高さを考えると、再受験したとしても合格する可能性は低い。

一方、辞退せず行くことにすると、翌一九九一年の四月から二年間の派遣となる。ちょうど修士課程の一年目を終えてから出発でき、帰国後もタイミング良く課程の二年目がはじまる四月に復学することができる。派遣期間中の二年間は休学すれば良い。協力隊にはかねてから参加したいと思っていた。この機会を逃すと二度と縁がないかもしれない。

「行きます」。

事務局のスタッフにそう答え、受話器をおいた。かくしてヴァヌアツにマラリア対策の隊員として派遣されることになった。その後二十年以上にわたってヴァヌアツとかかわりをもつことになるとは、もちろん知るよしもなかった。

2　ポートヴィラ到着

一九九一年四月七日の夜、私はヴァヌアツに派遣されるほかの四人の同期隊員らとともに成田空港を後にした。そして、翌朝オーストラリアのブリスベンで飛行機を乗り継ぎ、ヴァヌアツの隣国フィジーにむかった。ヴァヌアツには日本大使館がなく、フィジーの首都スバにある在フィジー日本大使館がヴァヌアツも管轄していたので、大使の表敬訪問などのためにスバに寄る必要があったのだ。

普通、日本からヴァヌアツに行く場合、オーストラリアのシドニーやニュージーランドのオークランド、ニューカレドニアのヌメアなどを経由して行くのが早い。シドニーやオークランドからだとヴァヌアツの首都ポートヴィラまで直行便で三時間強かかるが、ヌメアからだと約一時間である。接続の良い便があるときには、夜に日本を出発すると、ヌメア経由で翌日昼頃にはポートヴィラに着けることもあった。

しかし、私たちはフィジーに二日滞在した後、四月十一日の早朝にスバを発ち、その日の昼にようやくポートヴィラのバウアーフィールド国際空港にたどり着いた。日本を出てから五日目。機内からポートヴィラのあるエファテ島がみえてきたときには、興奮のあまり思わず隣の隊員と握手してしまっていた。

タラップを下り、湿気を帯びた生暖かい風に吹かれながら駐機場を横切って、空港ビルと呼ぶにはあまりにもこぢんまりした二階建ての建物へと歩いてむかう。駐機場には、私たちが乗ってきた大型プロペラ機のほかに、それよりもずっと小さなプロペラ機が一、二機停まっているだけだ。首都の空港とはいえ、日本の地方都市の空港よりもさらに規模が小さく閑散とした様子に、ヴァヌアツにきたことを実感する。

建物に入ってすぐの部屋で入国審査を受け、手荷物受取所へと進む。そこもまた荷物を運んでくるベルトコンベアが一つしかないこぢんまりした空間である。大型機が一度に何機も到着したりす

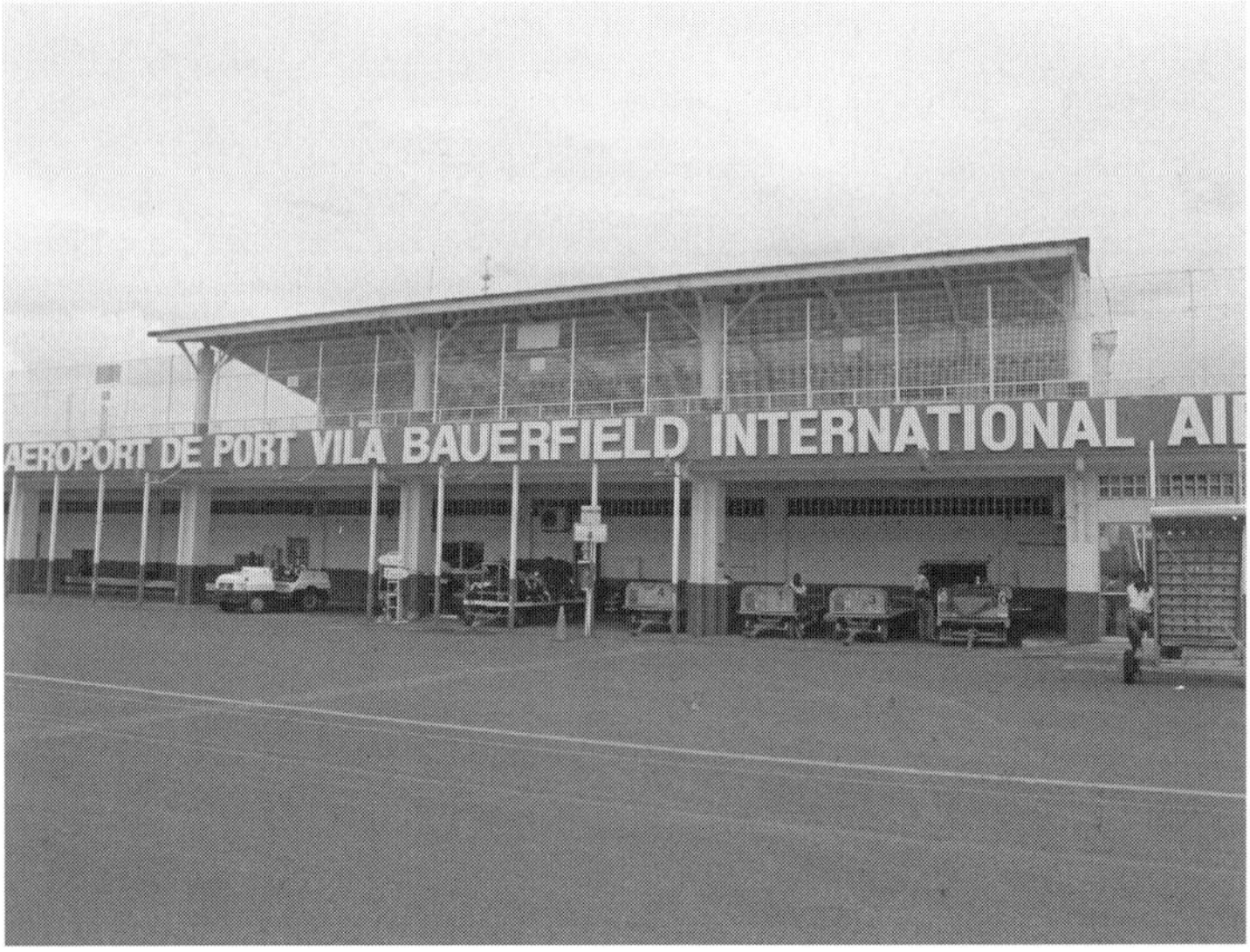

写真１　バウアーフィールド国際空港の空港ビル。飛行機から下りた乗客は、写真には映っていない左手の方にある入口から建物に入り、入国審査を受ける。2013年８月（写真キャプションの年月は撮影年月を指す。なお、本書の写真はすべて私が撮影したもの）。

ることがないので、それで十分なのだろう。

壁の広告の一つに目がとまった。日本の建設会社のロゴが大きくあしらわれている。なぜこんなところに日本企業の広告があるのだろう。後日、空港の整備事業が日本の政府開発援助で行われていたことを知った。そのときにかかわった企業の広告らしい。そういえば、入国審査所や手荷物受取所でみた案内表示のなかに、公用語の英語やフランス語とともになぜか日本語の表示があることも気になった。おそらくそれも日本の政府開発援助と関係しているのだろう。

日本語の案内表示や日本企業の広告があることからすると、多くの日本人がヴァヌアツを訪れているように思われるかもしれない。たしかに海外旅行ガイドの『地球の歩き方』でも、私が隊員として派遣された当時からニューカレドニアと一緒にヴァヌアツが取り上げられていた。しかし、実際にヴァヌアツを訪れる日本人は当時、年間千人にも満たなかった。在留邦人も、隊員などのＪＩＣＡ関係者を含めたとしても、五十人もいなかったのではないだろうか。

ヴァヌアツは、オーストラリアの北東にアルファベットのＹの字のような形で点在する約八十の島々からなる（図２）。隣国としては、東にフィジー、南西にフランス領のニューカレドニア、北西にソロモン諸島がある。多くの日本人観光客が訪れるフィジーとニューカレドニア、太平洋戦争の激戦地だったガダルカナル島のあるソロモン諸島は、日本でもそれなりに名前が知られている。それに比べるとヴァヌアツの知名度は低い。

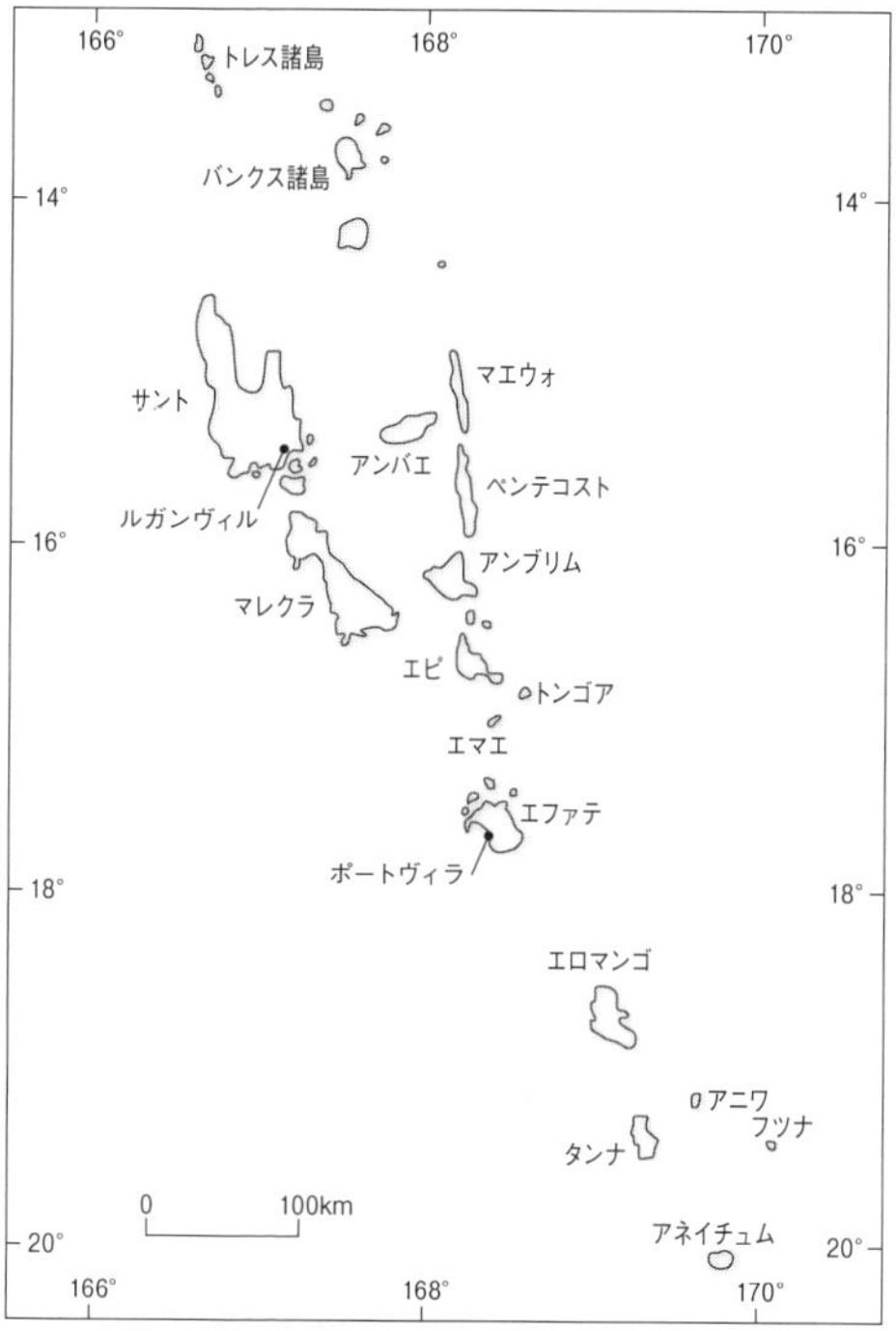

図２　ヴァヌアツ地図

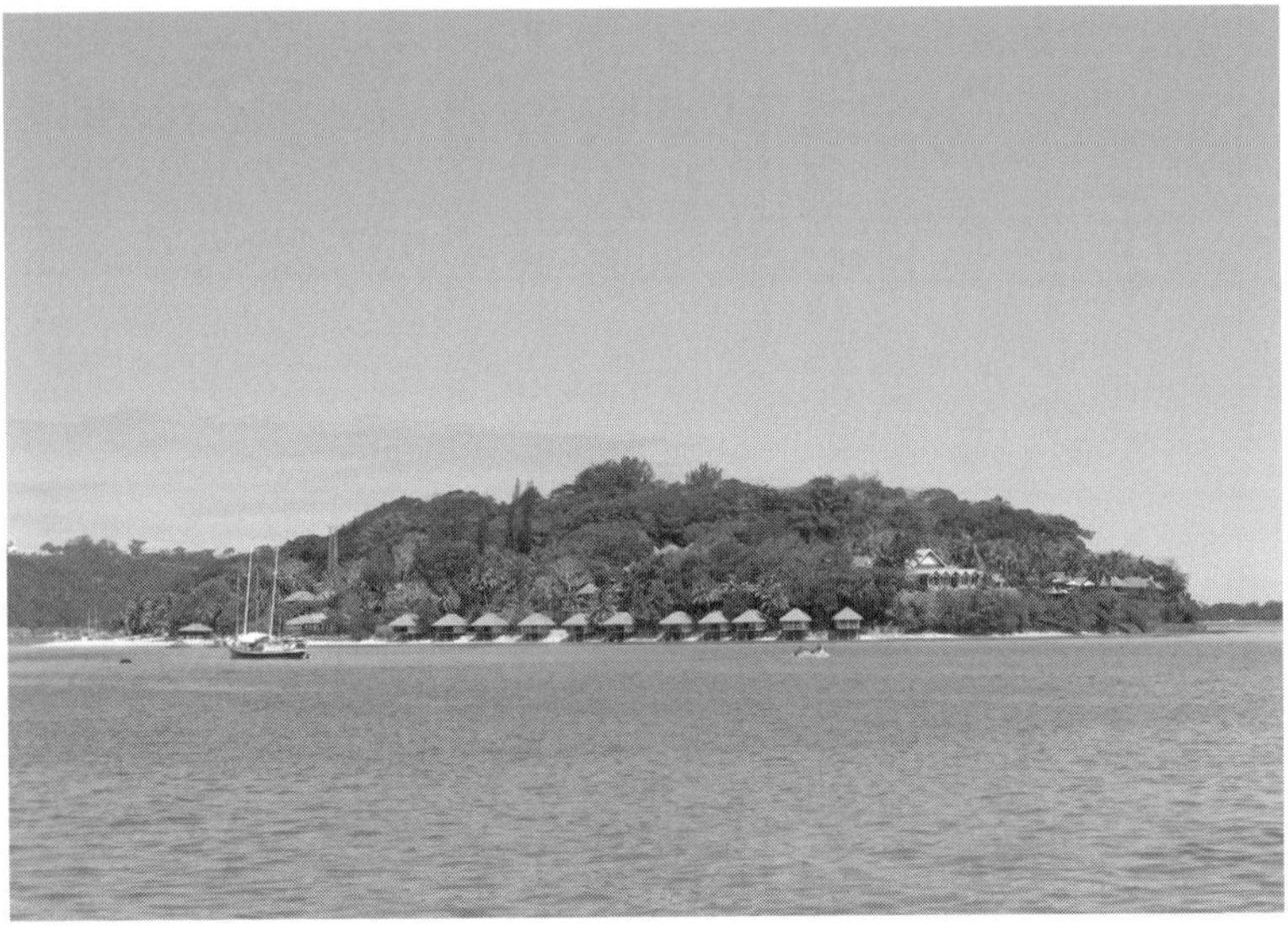

写真２　ヴィラ湾に浮かぶ小島イリリキ。1980年の独立以前は共同統治領政府の行政庁舎や病院があったが、現在は島全体がリゾートホテルになっている。ポートヴィラ中心街の目と鼻の先にあり、渡し船でものの数分。2013年８月。

こんなことがあった。派遣されることが決まったとき、先輩の大学院生にそのことを話した。すると、彼はおもむろに手元にあった地図帳を開き、「ヴァヌアツか。知ってるよ、ここだろ」と指さした。ところが、開いていたのはアフリカのページ。みると指先にはまったく別の国、ボツワナがあった。語感の似ているボツワナとヴァヌアツを混同してしまったらしい。しかし、これは良い方で、ヴァヌアツという正確な名前をなかなか覚えてもらえず、「バナナツ」などと間違って覚えられてしまうこともしばしばだった。

手荷物受取所で荷物をピックアップし、到着ロビーでヴァヌアツ協力隊事務所のスタッフと合流した後、車でポートヴィラ市内のホテルにむかった。ほかの四人の同期隊員たちは皆、国内の別の島に派遣されることになっていたが、私の派遣先はポートヴィラである。これから二年間、生活の拠点となる街の様子をいよいよ実際にみることができるのだ。高揚感に包まれながら車の外に目をこらした。

片側一車線の舗装道路を五分ほど走ると、右手前方に海がみえてきた。ヴィラ湾である。ほとんど波のない静かな湾のなかに小さな島が浮かんでいる。島の木々の緑と、場所によって濃淡のある青い海のコントラストが鮮やかでとても美しい。そんな風景にみとれているうちに車は建物が建ち並ぶ地区に入った。ポートヴィラの中心街らしい。といっても建物の多くは二階建てで、高いものでも四階くらいまでしかない。

ほどなくして車は坂道にさしかかり、上りきってから左に折れてホテルに着いた。中心街はといえば、あっという間に通りすぎていた。その小ささ、そして空港からホテルまでの近さにびっくりする。車に乗り込んでからものの十五分くらいしか経っていない。しかも、その間に一度も赤信号で停まらなかった。当然である。そもそもポートヴィラには信号機というものがまったくなかったのだから。

3　ユニークな国

ポートヴィラのあるエファテ島はY字状に連なる島々の真ん中よりやや下、つまりヴァヌアツ中

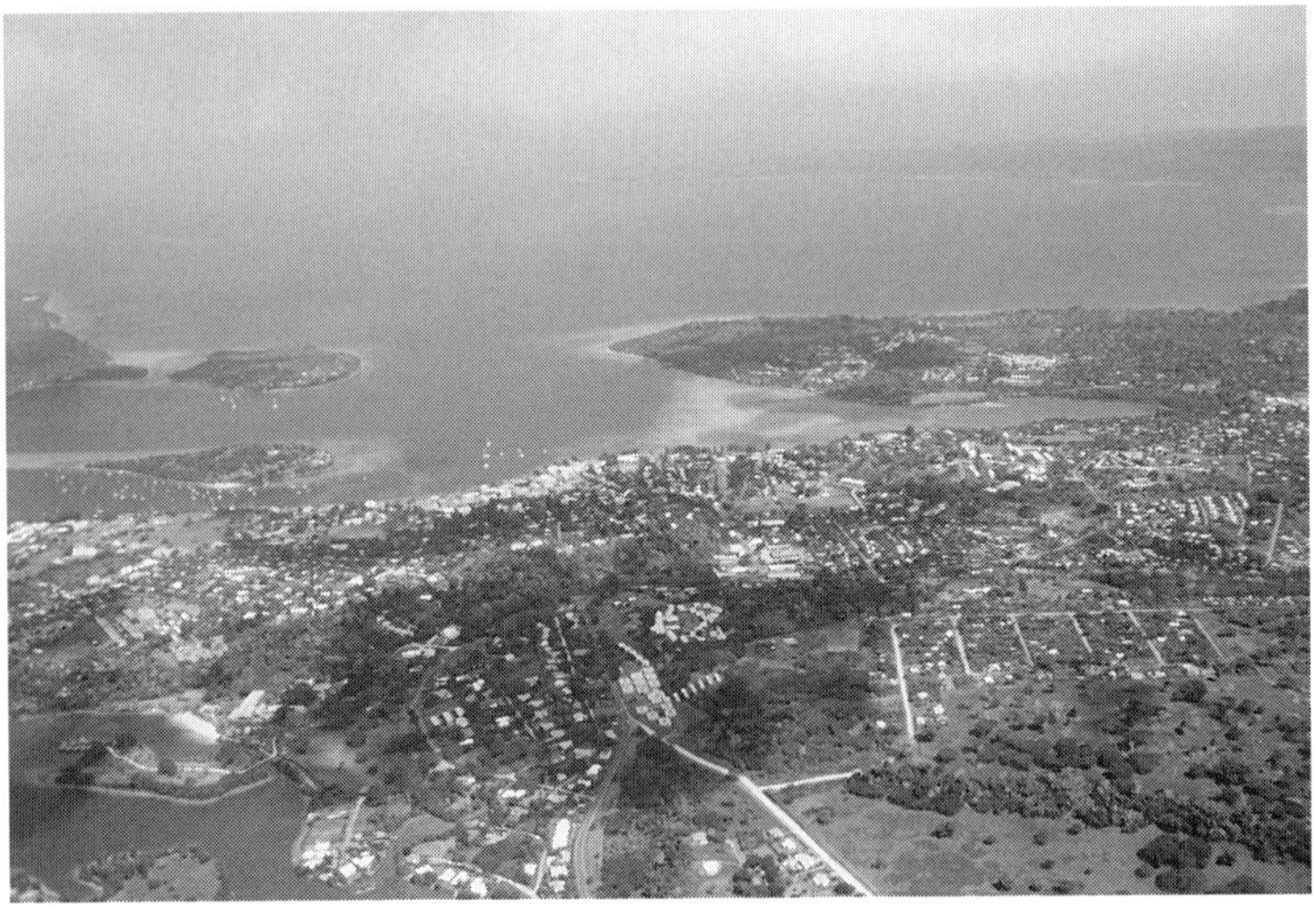

写真3　ポートヴィラ全景。左手の二つの島のうち下がイリリキ。その右手の対岸あたり、建物の密集しているところが中心街。隊員時代だったか、二つの島が浮かぶヴィラ湾で野生のジュゴンの親子を目撃したことがある。2000年9月。

南部に位置している。面積約九百平方キロメートル。佐渡島よりも少し大きく、国内でも三番目に大きな島である。

島の南西部はえぐれた形になっており、そこにヴィラ湾がある。ポートヴィラは、私たちがあっけなく通りすぎてしまった小さな中心街を核として、ヴィラ湾沿いに広がる国内随一の都市である（図3）。とはいえ、当時の人口は一万九〇〇〇人くらい。日本の小さな街ほどしかない。ちなみに、国内で都市と呼べるのはポートヴィラと、北部のサント島に位置する人口約七千人のルガンヴィルだけだった。

エファテ島やサント島を含めてヴァヌアツの島々を全部あわせると、新潟県くらいの面積（一万二一九〇平方キロメートル）になる。最大の島は沖縄本島の三倍を超える面積のサント島で、島内には標高一八七八メートルの国内最高峰がそびえる。私が派遣される少し前（一九八九年）に行われた国勢調査によれば総人口は十八万六八七八人。その二十年後の二〇〇九年に行われた最新の国勢調査では二十三万四〇二三人で、人口が急増している。

島々には十九世紀前半にキリスト教の宣教師たちがやってきて、精力的に布教活動を進めた。その結果、今では人口の九割以上がキリスト教徒となっている。ヴァヌアツには多数の教派があるが、もっとも信徒数が多いのがプロテスタントの長老派教会で、これに英国国教会とカトリックが続く。布教活動の歴史が長いのもこの三教派である。

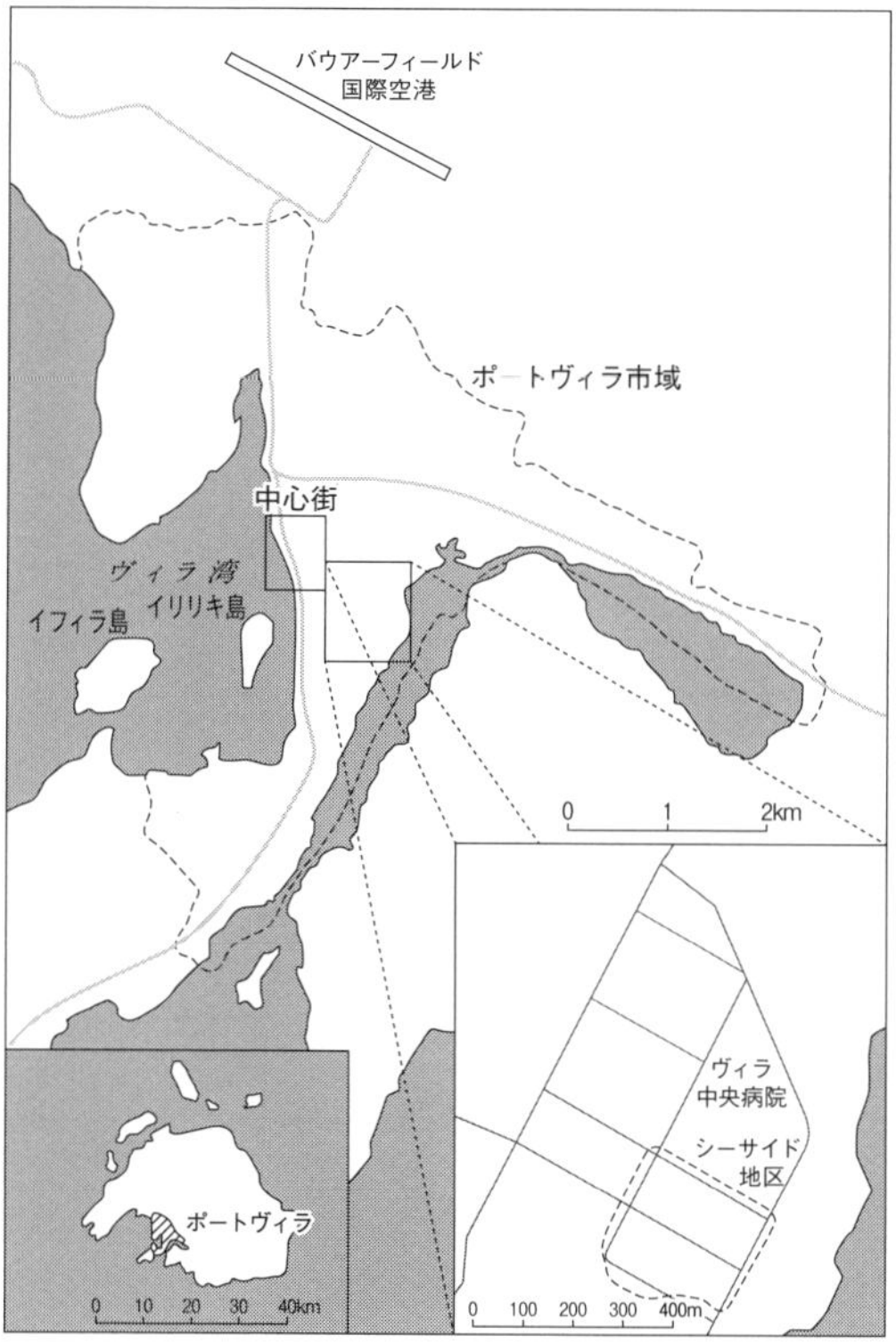

図３　ポートヴィラ地図

十九世紀には宣教師たちとならんで多くの

西洋人入植者たちもやってきた。入植者たちは当初は綿花の栽培などをしていたが、十九世紀後半からは主にココヤシ・プランテーションの経営にかかわるようになる。また、島々に住む宣教師や入植者の数が増えて行くにつれて、イギリスとフランス両政府も島々に関心をむけるようになった。というのも、長老派教会と英国国教会の関係者にはイギリス人やイギリスと関係の深いオーストラリア人、ニュージーランド人などが多く、カトリックの関係者には多数のフランス人が含まれていたからである。入植者もこれらの国々の出身者が中心であった。

イギリスはヴァヌアツの東のフィジーを、またフランスは南西のニューカレドニアをすでに支配下においており、ヴァヌアツの島々を挟んで対峙していた。しかし、その間隙をぬってドイツが進出してくることを恐れた両国は、対立を避け、島々を共同で支配することを選ぶ。こうして島々は一九〇六年に両国の共同統治領（ニューヘブリデスという名称）となり、ポートヴィラがその首府となった。

ヴァヌアツはその後一九七〇年代に本格化した独立運動を経て八〇年に独立を果たした。しかし、七十四年の長きにわたるイギリスとフランスによる植民地支配の影響は大きいものだった。たとえば公用語。三つある公用語のうち二つは英語とフランス語である。小学校以上の学校教育の場では両語が教育言語として使われている。そのため、学校教育を受けたことのある人々の多くは、どちらかを多少なりとも話すことができる。また、行政文書なども英語とフランス語で書かれることが一般的である。

三つの公用語のうち残りの一つはビスラマ語である。日本ではほとんど知られていないが、ピジン語といえば聞いたことがあるかもしれない。英語に由来する単語が非常に多く使われているのが特徴の一つである。しかし、英語を崩したブロークン・イングリッシュのようなものではない。独自の文法をもった固有の言語である。ピジン語は近隣のソロモン諸島やパプアニューギニアでも広く使われており、それがヴァヌアツではビスラマ語と呼ばれている。

ビスラマ語は、十九世紀の初期に白檀やナマコなどの交易品を求めてこの地域にやってきた西洋人たちと、地元の人々が交易のときに使う言語として生まれた。ビスラマという言語名がそれを端的に物語っている。ビスラマとはポルトガル語でナマコを意味するビーチ・ラー・マーに由来する。名前からして「ナマコ語」なのだ。

ビスラマ語、英語、フランス語の三つの公用語のほかにも、ヴァヌアツには一一〇あまりの言語があるとされる。それぞれの島や地域に暮らす人々が古来使ってきた在来語である。その数の多さは「島が違えば言葉も違う」といっても過言ではないほどだ。しかも一つの言語当たりの話者が平均すると千人から二千人ほどと少ない。なかには話者が減ってしまって消滅の危機に瀕している在来語もあるという。

こうしたなかで、とりわけ村に暮らす人々は、日常生活のなかではそれぞれの島や地域の在来語を使い、ほかの在来語を話す人々とコミュニケーションをとるときなどにビスラマ語を使用する。これに対して、ポートヴィラではビスラマ語を日常的に使っている人々が多い。この街は西洋人や国内各地から移り住んだヴァヌアツ人などによってつくられてきた。そのため、ほかの在来語を話す人々と接する機会が非常に多く、必然的にビスラマ語が頻繁に使われることになるのだ。

私が派遣されたのは、このように複数の国による共同統治という歴史をもち、「超多言語社会」でもある、ほかにあまり例のないユニークな国だった。

4 語学トレーニング

そんな「超多言語社会」に派遣されることになったのだから、事前にいろいろな言語の勉強をしなければならず、さぞかし大変だったろうと思われるかもしれない。実際はどうだったのか。そのあたりのことについて触れておこう。というのも、文化人類学のフィールドワークにおいても青年海外協力隊員の活動においても、言語の習得はとても重要なことだからだ。文化人類学では、研究対象地に一、二年の長期にわたって滞在し、通訳を介さず自ら現地語を使ってフィールドワークをすることが重視される。一方、隊員の場合は、活動の対象となる人々の言語を使うことができないと、そもそも成果を挙げることはおろか活動することさえままならなくなってしまう。

隊員の採用試験の合格者はどの職種であれ、派遣前にＪＩＣＡの施設で必ず研修（派遣前訓練）を受けねばならない。期間は今では七十日ほどと短くなっているが、当時は九十日あまりあった。また、施設の部屋も現在はすべて個室になっているようだが、私が研修を受けた東京の広尾にあった施設の部屋は十人以上寝泊まりできる大部屋だった。

ルームメートは十四人。大きな座卓と人数分の座布団がおかれた比較的広い休息スペースの脇に二段ベッドがずらりとならび、プライバシーを保てる空間は共用トイレの個室を別にすればまったくない。誰かが風邪をひけば皆風邪をひく。そんな大部屋に国内各地から年齢も学歴も職歴もさまざまで派遣される国も違う十五人の男たちが集い、寝食をともにした。その九十日間はヴァヌアツでの日々とならんでとても印象に残るものだった。ヴァヌアツでの異文化体験と同じく、それもまた強烈かつ得難い異文化体験であったといえるかもしれない。

派遣前の研修の目的の一つは語学のトレーニングである。研修全体の時間の七割から八割くらいが充てられていただろうか。数名ごとの少人数にグループわけされ、外国人講師から派遣先の国の言語をみっちり学ぶ。中国に派遣される者は中国語、バングラデシュはベンガル語、ベトナムはベトナム語といった具合だ。

私は英語の研修を受けた。ヴァヌアツの公用語のなかにフランス語が含まれているのを知ったときは、そのトレーニングを受けられればと淡い期待を抱いていた。中学校からこの方、それなりの時間をかけて勉強してきた（させられてきた）英語に比べて、フランス語は大学でかじった程度なので新鮮味がある。それに英語と同じく世界で広く使われている言語なので、将来何かの役に立つかもしれない。本格的に身につけるには良い機会だ。そんなふうに考えていたのである。

しかし、期待は見事に外れた。そもそもヴァヌアツに派遣される隊員はほぼ自動的に英語のト

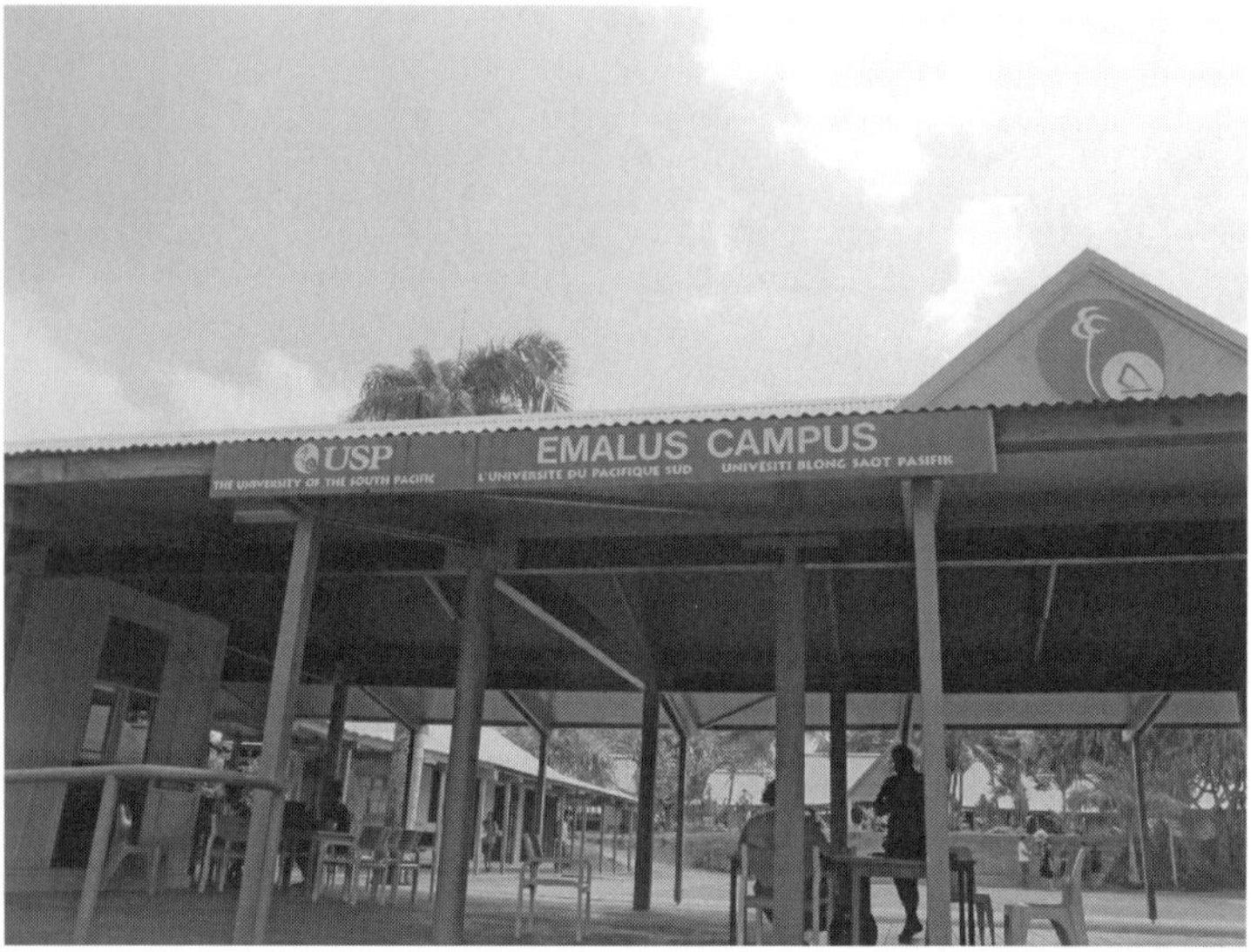

写真４　ヴァヌアツ唯一の大学、南太平洋大学。看板の USP は英語名 University of the South Pacific の略称。太平洋の12の島国が共同で運営する公立大学で、フィジーの首都スバにメインキャンパスがある。2013年８月。

レーニングを受けることになっていたのだ。これは現地の実情にそくしたものだった。三つの公用語のうちフランス語は、それを使って授業をしている学校などを除けば、独立前に比べて使われる機会が減ってきている。ヴァヌアツの周辺には英語圏の国々が多く、それらの国々との結びつきが独立後に一段と強まったことが背景にある。

たとえばヴァヌアツの主要援助国は、域内の大国であるオーストラリアとニュージーランド（そして日本）である。両国は主な貿易相手国であり、ヴァヌアツ人の若者たちの中心的な進学先や留学先でもある。ヴァヌアツには大学が一つしかなく、その学部も法学部だけなので、ほとんどの大学進学希望者は国外に進学先を求めねばならない。進学先としてはほかにパプアニューギニアやフィジー、ハワイ（アメリカ）などもあるが、オーストラリアとニュージーランドを含めてどれも英語圏である。

これに対して、フランス語圏の有力な進学先はニューカレドニアくらいしかない。だから、英語で教育を受けた人々はもとより、フランス語で教育を受けた人々のなかにも英語圏の国の大学に進学する者がいる。ヴァヌアツはかつてフランス領でもあったので、同じフランス領のニューカレドニアとの関係も無視できないが、さりとて英語圏の国々との結びつきを凌ぐほどでもない。

実際、私自身、派遣されている間にフランス語を使えなければ困るという事態に遭遇することはなかった。派遣された年は一九九一年だったから独立して未だ十年あまり。そのせいか、勤務先のヴァヌアツ保健省には、各課に一人ずつといっても良いくらい外国人のアドバイザーがたくさんいた。しかし、大半はイギリス、オーストラリア、ネパール、フィリピンといった英語が使われている国の人々で、フランス語圏の出身者はほとんどいなかった。また、いたとしても英語も話せるため、こちらがことさらにフランス語を話す必要はなかった。フランス語を使う機会は行政文書を読むときくらいだっただろうか。

一方、保健省の外国人アドバイザーたちや、しばしばやってくる国連の専門家たちとのコミュニケーションをはじめとして、英語を使う機会は結構あった。したがって、派遣前の研修で英語のトレーニングを受けていたことは正解だった。トレーニングの時間中は日本語を使うことが許されず、すべて英語で通さねばならなかった。英語でのディスカッションやプレゼンテーションはもとより、自分たちで英語の脚本をつくり、それをもとに劇を演じるといった課題を課されたこともあった。日本にいながらにして英語漬けの毎日だったが、中学校から大学までに受けたものよりも格段に充実した英語教育を受けることができたと思う。

5　ビスラマ語

外国人アドバイザーなどとのコミュニケーションがもっぱら英語だったのに対して、私が所属することになったマラリア対策課を含めて、保健省内のヴァヌアツ人スタッフたちとの会話はビスラマ語だった。もとよりヴァヌアツ人スタッフ同士の会話もビスラマ語である。スタッフたちは互いに異なる島の出身である場合がほとんどなので、必然的に話す在来語が違うし、学校教育を受けたときに使っていた言語も英語だったり、フランス語だったりする。したがって、外国人アドバイザーと話をしたり、文書を作成したりするときには英語やフランス語を使うものの、ヴァヌアツ人同士で話をするときにはビスラマ語を使用するのだ。

ヴァヌアツ人の間でもっとも広く使われている公用語はビスラマ語である。私がこの二十数年間に出会った多くのヴァヌアツ人（おそらく数百人に上るだろう）のなかで、英語やフランス語を話せない人々は少なからずいたけれども、ビスラマ語を話せない者は一人もいなかった。ところが、ビスラマ語は英語やフランス語と違って学校では教えられていない。では、どのように習得しているのかといえば、暮らしのなかで使いながら身につけているのである。

私も同じだった。派遣前にビスラマ語を勉強する機会はなかった。ポートヴィラに着いてすぐに辞書と文法書を渡され、ヴァヌアツ唯一の大学でビスラマ語の講習を受けはした。しかし、それも午前中のみで五日間だけ。実質的にはみようみまねで使いながら身につけて行った。それならば話せるようになるまでに相当時間がかかっただろうと思いきや、そうでもない。流暢とはいえないものの、さほど不自由なく話せるようになるのに半年もかからなかった。別に自慢しているわけではない。同期の隊員たちも皆、同じような感じだった。

学校などで学ぶことなく、使いながら比較的短期間で身につけることができたのはどうしてだったのだろうか。まず発音が難しくない。タイ語や中国語のように、同じ音でも声の抑揚（声調）に応じて意味が変わったりすることがない。

また、文法も合理的にできている。つまり、簡単なのだ。たとえば英語のように動詞に現在形と過去形の違いがあったり、主語の人称に応じて動詞の形が変わったりすることがない。ビスラマ語で「読む」という動詞はリーディムだが、現在形も過去形も、主語が一人称でも三人称でも、すべてリーディム。英語の三人称のときのように動詞の末尾にｓをつけたりしなくても済む。現在と過去をどのように区別するかといえば、「今日読む」ならリーディム・トゥデイ、「昨日読んだ」ならリーディム・イエスタデイ。動詞の後に時制を示す名詞を入れればそれでＯＫだ。

加えて、ここで挙げた例からもわかるように、英語由来の単語が非常に多いことも日本人にとってはとっつきやすい。リーディムは英語のリードに由来する語だし、トゥデイ、イエスタデイについては説明するまでもないだろう。さらに、ビスラマ語で「私」はミー（アイではないが）、「あなた」はユーである。「私たち」はウィーではないけれども、ユーとミーを組みあわせたユミである。「あなた」と「私」をあわせて「私たち」だから覚えやすい。ちなみに、ヴァヌアツ人にとっても日本人女性の「ゆみ」や「ゆみこ」は覚えやすい名前である。

ただ、とっつきやすく覚えやすいからといって油断していると、ときにはもとの英語とは違った意味で使われている語もあるので注意しなければならない。大学でビスラマ語の講習を受けた後、ヴァヌアツ北東部のアンバエ島で二週間、ホームステイをした。ホストファミリーの一家とは英語に片言のビスラマ語を交えて会話することになった。

初日の夕方だったか、彼らがしきりに「スイム？　スイム？」と尋ねてくる。たしかに家の近くには海がある。しかし、これから日が暮れようとしているのに海で泳ごうとは、いったいどういうことなのだろう。戸惑っていると水浴びをするところに連れて行かれた。そこではじめて、英語の「泳ぐ」（スイム）に由来するビスラマ語の動詞スイムは、「水浴びをする」という意味で使われていることを知った。「水浴びするか」と聞かれていたのである。

ホームステイが終わってポートヴィラに戻ると、マラリア対策課に勤務する日々がはじまった。もちろん二週間のホームステイでビスラマ語が身につくはずはない。幸いマラリア対策課のヴァヌ

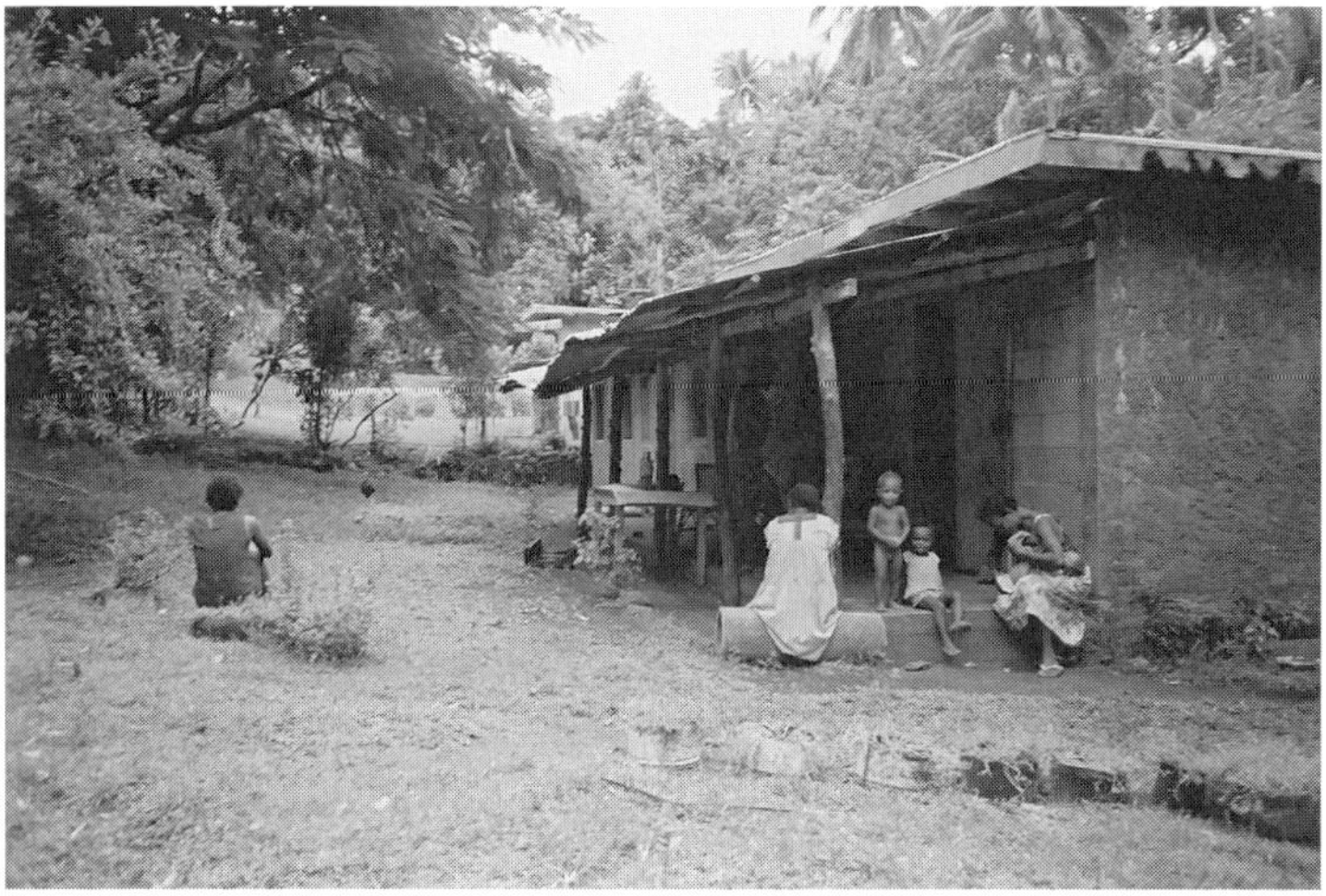

写真 5　ホームステイ先のアンバエ島の家。トタンの屋根にセメントの壁という近代的なつくりだが、電気もガスもきていなかった。マラリアがあるので、このホームステイのときに生まれてはじめて蚊帳を使った。1991年 5 月。

アツ人スタッフたちは皆、英語を話すことができた。そのため、当初は英語をベースに片言のビスラマ語を交えてやりとりし、徐々にビスラマ語を使う割合を増やして行った。

話す方についてはわりと早くから、拙いながらもさほど大きなストレスを感じることなく話せるようになった気がする。発音も文法も難しくないし、何よりも英語に由来する単語が非常に多いので、とりあえず思いつく英単語をつなげて行けば簡単な意思表示くらいは何とかなるのだ。しかし、聞く方については時間がかかった。とくにスタッフたちが話しているスピードが速すぎて、耳がついて行かなかった。それでも、半年経った頃には彼らとのやりとりはすべてビスラマ語になっていた。

第二章　マラリア対策に携わる

1　マラリア対策課

勤務先となったマラリア対策課のある保健省は、空港とポートヴィラ中心街を結ぶメインストリートを中心街の少し手前で左に折れ、坂道を上って行った丘の上にあった。保健省の建物はジョルジュ・ポンピドゥー・ビルディングといい、独立前はフランス政府の運営する病院だった。派遣される前、協力隊事務局から送られてきた書類のなかに元フランス大統領の名前を冠したその建物の名前を目にしたときは、フランスの有名な文化施設ポンピドゥー・センターやパリの街並みなどが思い浮かび、勝手に洒落たたたずまいを想像したりしていた。しかし、実際のジョルジュ・ポンピドゥー・ビルディングは古ぼけた数棟の二階建ての建物からなり、部屋のなかをみれば天井から吊り下がった大きなファンが生暖かい空気をかきまわしている、お洒落な雰囲気からもビルディングというイメージからもほど遠い代物だった。

空港と中心街のちょうど中間あたりにあった自宅から保健省までは歩くと三十分はかかるので、通勤にはミニバスを使った。定員八人から十人ほどのワンボックスタイプの車を使ったミニバスは

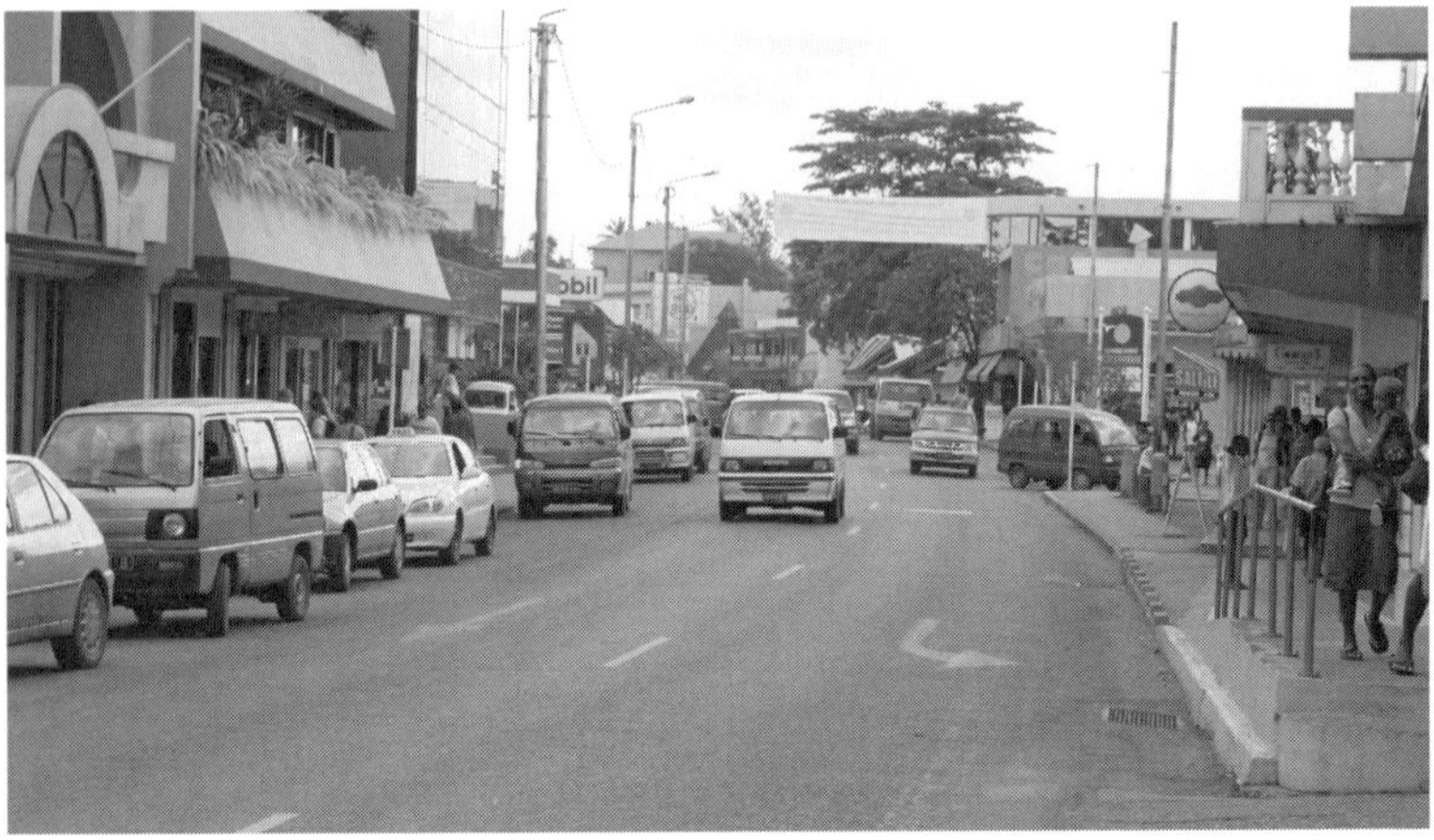

写真6　ポートヴィラ中心街とメインストリート。1990年代は対面通行だったが、交通量が増えたため、写真からもわかるように現在は一方通行になっている。中央、およびその左のワンボックスタイプの車がミニバス。2006年8月。

決まった路線や停留所がなく、利用したい場合はタクシーのように手を挙げて停める。ただ、先客の目的地に行ったり、途中で客を乗せたりするので、タクシーと違って目的地に着くまでに時間がかかることがある。しかし、料金はポートヴィラのなかならば一律七十円ほど。公共交通機関としてはほかにタクシーもあるが、料金の安さからポートヴィラのヴァヌアツ人の足は今も昔もミニバスである。

平日の朝ならば、自宅から歩いて数分のメインストリートに出るとミニバスが次々と通りかかる。適当なのを停めて運転手に「ジョルジュ・ポンピドゥー！」と告げると、早いときは十分もかからない。しかし、先客の目的地からまわられてしまって倍以上の時間がかかり、始業時間に遅刻してしまうことも珍しくなかった。けれども、出勤時刻を記録するタイムカードのようなものはないし、同僚たちからとがめられることもない。五分や十分の遅刻は誰もがしていたからだ。大幅に遅刻し、さすがに慌ててマラリア対策課の部屋に駆け込んだものの、自分が一番乗りで拍子抜けしたことも一度や二度ではなかった。

勤務時間は月曜日から金曜日までの午前七時半から十一時半と午後一時半から五時半。昼休みが二時間もある。そんなに長時間、何をしているのか。同僚たちは自宅に戻り、昼食をとる。そして、昼寝をするのだ。しかし、昼寝の習慣がなかった私は、保健省から丘を下ってすぐの中心街に出てスーパーなどで昼食をテイクアウトし、協力隊事務所で食べた後、読書をしたりして時間をつぶしていた。最初はこの昼休みの二時間がとても長く感じられた。

ポートヴィラのマラリア対策課に勤務していたヴァヌアツ人スタッフは三人。課長とその補佐役、それにエファテ島をはじめとしたヴァヌアツ中南部地域の担当者である。いずれも男性で私よりもひとまわり以上年上の三十代後半から四十代（本書に出てくる年齢はすべて当時のもの）。マラリア対策の実務経験が十年を超えるベテランばかりである。

マラリア対策課に所属するスタッフはこの三人のほかにもいた。ヴァヌアツは当時、医療行政上、北部、東北部、中北部、中南部、南部の五つの地域にわかれていた。これらの地域には一人ずつマラリア対策の担当者がおり、中南部地域の担当者がポートヴィラのマラリア対策課に配属されていたのに対して、ほかの四つの地域の担当者は各地域の拠点病院などにオフィスを構えていた。したがって、マラリア対策課の専従スタッフはこの四人とポートヴィラの三人をあわせた七人だった。

私からすると、この数はとても少ないように思えた。しかし、それはマラリア対策課のスタッフの数だけにとどまらない。たとえば医師。その数は当時、ヴァヌアツ全体で十五人だった。しかもほとんどはオーストラリア人やフランス人といった外国人で、眼科をはじめ多くの分野の専門医がいなかった。また、病院も五つしかなく、そのうち医師が常駐しているのは三つだけ。これらはいずれも国立の病院で、ポートヴィラにはほかに開業医による私立の小さなクリニックもあったが、それも二つか三つという程度だった。

マラリア対策課のことに話を戻すと、専従スタッフの数が少ないからといって、ヴァヌアツのマラリアの状況もまたとるに足らないものだったかといえば、そうではない。一九八〇年代半ばから九一年までのマラリア罹患者数は、一年間に人口千人当たり百人から二百人。つまり、毎年人口の一割から二割がマラリアに罹っていた勘定になる。また、罹患者の六割が放っておくと死に至る種類のマラリア（熱帯熱マラリア）に罹っており、そのこともあってか、たとえば一九八八年の保健統計によれば乳児死亡要因の二位、人口全体の死亡要因の三位がマラリアだった。このように状況は統計的にみると深刻なものだったので、政府はマラリアを保健医療面での主要問題の一つと捉えていた。また、対策活動はすでに独立前の共同統治領時代から行われていた。

マラリアにはワクチンがない。そのため、予防接種によって感染を防ぐことができない。しかし、治療薬はある。たとえ致死性の熱帯熱マラリアであっても、早いうちに服用をはじめれば治すことができる。必然的にマラリア対策の中心的な活動の一つは、マラリア罹患者の早期発見と治療ということになる。

ヴァヌアツに病院は五つしかないが、保健所などは九十近くあった。すべて国立で、医師やマラリアの検査ができる臨床検査技師はいないものの、看護師は常駐している。熱が出るなどしてマラリアの疑いのある患者がやってくると、看護師は患者の左手薬指の先にランセットという医療用の針をちょっと刺し、にじみ出てきた血液をスライドガラス（実験などで使うガラス板）に数滴とる。そして、マラリアの治療薬を処方し、スライドガラスは血液が乾いた後、臨床検査技師のいる病院へ送る。それを受けて、臨床検査技師は各地から送られてきたスライドガラスの血液中に病原体のマラリア原虫がいないか、顕微鏡で検査する。ヴァヌアツではこのような体制がマラリア罹患者の治療のために整備されていた。

2　隊員活動

臨床検査技師による検査結果は、スライドガラスの送り元の保健所などにフィードバックされるとともに、月毎にまとめてマラリア対策課に送られてくる。それをパソコンで入力してデータベースをつくることや、データベースを使って各島のマラリア罹患者の発生状況などを解析することが、私の主な活動の一つだった。検査結果は以前は用紙のまま保管されていたが、前任の隊員がパソコン入力し、データベース化した。この作業を引き継いだわけである。しかし、私が帰国したあかつきにはヴァヌアツ人スタッフたちがやらねばならない。したがって、そのために必要なパソコンの使い方などを彼らに教えることにも取り組んだ。

こうした活動はいずれもポートヴィラのマラリア対策課でやっていたことで、オフィスワークである。しかし、「事件は会議室で起きているんじゃない、現場で起きているんだ！」という某ドラマのセリフをもじっていえば、マラリアはオフィスで起きているのではない。マラリア原虫を人から人へと媒介する蚊のいる「現場」で起きている。そのため、マラリア対策ではそうした「現場」、つまり感染地での活動が非常に重要な位置を占めてくる。ちなみに、マラリア対策課のお膝元のポートヴィラ中心部は感染地ではなかった。繁殖源の川などがなく、媒介蚊のハマダラカがいないためである。

感染地での活動はオフィスワークとともに、活動全体のなかで車の両輪のような存在だった。平均すると二カ月に一度、多いときは毎月のように同僚たちと感染地の島々に出張した。一週間から長いときには一カ月近く、現地の保健所などに寝泊まりし、自炊したり、村人たちがつくってくれるものを食べたりしながら活動した。

私はオフィスワークよりも、この感染地での活動（オフィスワークに対比させていえば「フィールドワーク」）の方が断然好きだった。何を隠そうかなりの高所恐怖症で飛行機が苦手な私にとって、ときに副操縦士席に乗せられることもある数人乗りの小さなプロペラ機での移動は、できれば避けたいことだった。けれども、訪れる島々で目にするそれぞれに個性的で美しい風景は、恐怖心を補ってあまりあるくらい魅力的だった。加えて、ポートヴィラという街に暮らしながら地方の島々もあちこちまわれたことは、結果的にヴァヌアツに関する広い知見を得ることにつながり、その点でも非常に良かったと思う。

感染地の島々で主に携わったのは、私が派遣された一九九一年からはじまった大きなプロジェクトの支援活動だった。すでに触れたようにマラリア対策の中心的な活動の一つは罹患者の早期発見と治療である。しかし、マラリア原虫は人の体内だけでなく、それを媒介するハマダラカのなかにもいる。したがって、マラリア対策ではハマダラカを対象とした活動も不可欠である。

かつての活動の主力はハマダラカを減らすことを目的とした殺虫剤の散布だった。しかし、使われていた殺虫剤が環境問題を引き起こすことが明らかになったことや、殺虫剤に耐性をもつ蚊が現れるようになったことなどから、やがて行われなくなる。代わって世界各地のマラリア対策の現場に導入されるようになったのが、低毒性の殺虫剤を染み込ませた蚊帳を感染地の人々に配るという手法だった。

ハマダラカは夜行性なので人を刺すのも日没後から日の出までの間である。そのため、蚊帳はハマダラカ対策のための有効な手段となり得る。また、誰もが簡単に使うことができ、しかも高価ではない。したがって、世界各地の感染地に暮らす低収入の人々にも広く使ってもらうことができる。ただ、殺虫剤のついていない普通の蚊帳の場合、ちょっとしたことで網目に穴やほころびができ、そこから蚊が入り込むようになってしまう場合がある。これに対して、殺虫剤を染み込ませた蚊帳は殺虫剤の効果で蚊帳自体に蚊が近寄らず、小さな穴などができても使い続けられるということだった。

私がかかわった大きなプロジェクトとは、そのようにいくつもの長所がある殺虫剤つきの蚊帳約九万六〇〇〇張りを、感染地に暮らす約十一万人に一九九一年から九五年までの五年計画で配布するというものだった。その支援活動だから、感染地の島々で主に携わったのも必然的に蚊帳の配布にかかわることになる。

配布にあたっては、まずその数カ月前に村々をまわり、村人たちに各世帯の人数や世帯員の年齢などを聞く。また、そうした各世帯の基本情報とともに村人たちの希望する蚊帳の数とサイズも併せて聞いて行く。蚊帳のサイズを聞くのは、子ども一人用のシングル、大人一人用のダブル、夫婦と乳幼児が一緒に使えるファミリーという三つのサイズがあるためだ。

この事前調査で得た情報に基づいて実際に配る蚊帳の数とサイズを確定させた後、いよいよ蚊帳を配布しに行く。蚊帳はポートヴィラから各島まで船で送り、さらに島の保健所で使われている四輪駆動のピックアップトラックなどを使って村に運び込む。車が通れる道がない場合は、船外機付きのボートを利用したりすることもあった。

ピックアップによる搬入作業のとき、私は梱包された無数の蚊帳と一緒に荷台に乗るのが常だった。車内に優先的に座れるのは年長者か女性というのが暗黙の了解だったので、車の定員よりも同

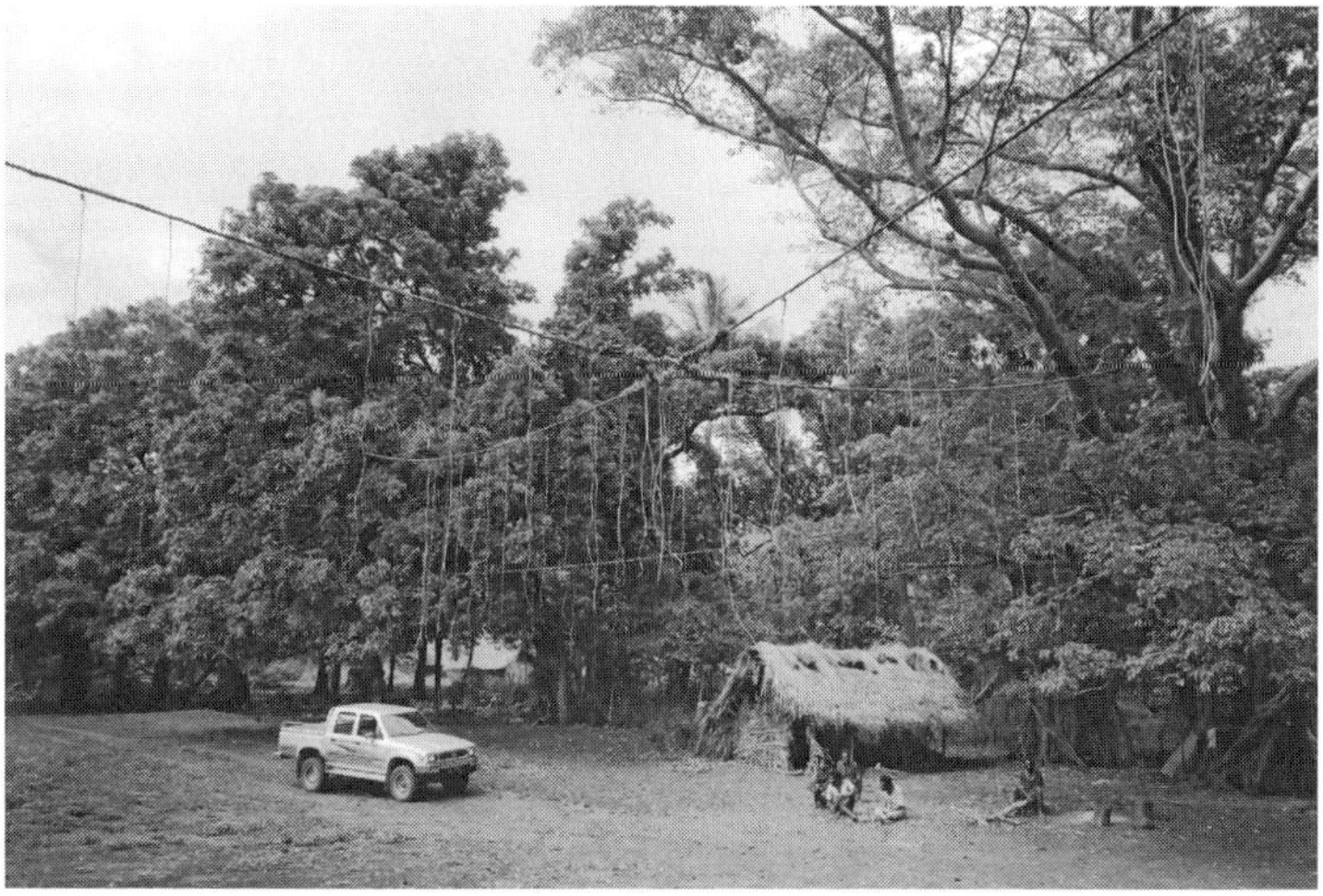

写真７　ヴァヌアツ南部タンナ島の村の広場。蚊帳の搬入作業に使っていた四駆のピックアップトラックが停まっている。広場の上に十字に渡してある綱は伝統儀礼のときに使われるもので、綱からたくさんのヤムイモを吊るすという。1992年10月。

行者の数が多いと、たいていスタッフのなかでもっとも若輩の私が車外に押し出される形になったのである。最初は風をいっぱいに浴びながら美しい風景のなかを走れる爽快感を思い浮かべ、率先して荷台に乗り込んでいた。しかし、雨が降るとずぶ濡れになるし、晴れていれば晴れていたで、風のみならず未舗装の道から巻き上がる砂埃ももろに浴び、全身埃まみれになる。次第に隙あらば車内にもぐり込もうとするようになった。

どの村にも広場があり、そこで蚊帳を配る。村には蚊帳と一緒に殺虫剤の原液も運び込んでいる。それを水で薄めて溶液をつくり、大きなたらいのなかに入れる。その準備と並行して、広場にやってきた村人から順に事前調査の情報にしたがって蚊帳を配布して行く。受け取った人々はたらいのところへ自分の蚊帳をもって行き、マラリア対策課のスタッフらに殺虫剤の溶液に浸してもらった後、日陰で乾かしてから持ち帰る。

蚊帳の配布はそのような手順で行われていた。そして、私は事前調査の聞き取りからはじまって、その情報の記録と集計、村への蚊帳の搬入、殺虫剤の溶液づくり、蚊帳を溶液に浸す作業、実際に村人たちに配った蚊帳の帳簿づくりなど、ありとあらゆる作業を手伝った。それが感染地での主たる活動だった。

3　単純作業

派遣に応じてからマラリア対策課での勤務がはじまるまで、ド素人の自分なんぞにマラリア対策など務まるのか、かなり不安だった。もちろんド素人がそのままヴァヌアツに放り込まれたわけではない。英語のトレーニングを中心とした九十日間の研修の前に、東京の板橋にある帝京大学医学部の寄生虫学教室でマラリアに関する十日間の研修を受けた。技術補完研修と呼ばれるこの研修では、マラリアの感染メカニズム、治療方法、ハマダラカの生態や対策手法、各種データの解析法、マラリア対策の歴史など、多岐にわたる内容の講義を受けた。また、スライドガラスに血液をとり、顕微鏡でマラリア原虫の有無をチェックするといった血液検査の実習をしたりもした。

この研修はとても有意義だった。マラリアに関する幅広い内容を網羅していたことももちろんあるが、受講生が私一人だったため（ほかの国に同時期に派遣されるマラリア対策の隊員がいなかった）、教授陣からマンツーマンで講義や実習を受けることができたのが何よりも大きかった。朝から夕方まで十日間みっちり個人指導を受けたおかげで、マラリアに関する基礎的な知識をたたき込むことができた。

それに加えて、マラリア対策に関する英語の専門用語を教わることができたのも有難かった。こうした専門用語はビスラマ語のなかでもそのまま使われており、マラリア対策課のスタッフの会話にも頻繁に出てきた。意味を知らなければ何の話をしているのか、チンプンカンプンだったに違いない。しかし、事前に研修で教わっていたおかげで、たとえビスラマ語のスピードに耳がついて行かなくても、聞こえてくる専門用語を手がかりにすれば同僚たちが何の話をしているのか類推することができた。

マラリア対策課での勤務がスタートしてしばらくすると、それまでずっと抱えていた不安は消えて行った。マラリアに関する研修を受けていたことが功を奏したのも間違いなくあるだろう。けれども、それとならんで大きかったのがマラリア対策課ですることになった活動の内容である。それは誰にでもできるような単純な作業の繰り返しだった。

毎月マラリア対策課に送られてくる検査結果のパソコン入力や、データベースを使った各島のマラリア罹患者の発生状況の解析などは、その最たるものだった。パソコンに疎かった私には、派遣前、パソコンを用いたオフィスワークが主な活動の一つであると聞かされていたことも不安の種だった。そのため、分厚い解説書を何冊も日本から持ち込んだ。しかし、検査結果の入力やデータベース化、データ解析などは、作業のときに使うソフトの初歩的な知識があれば十分対応できるものだった。だから、解説書を熟読する必要などまったくなく、ほどなくして作業をこなせるようになった。

それでは感染地の島々で携わった蚊帳の配布作業についてはどうだったか。これまた単純作業の繰り返しだった。私はそれまで日本で蚊帳を使ったことはおろか、実物をみたことさえなかった。だから、蚊帳を配った経験などあるはずもない。しかし、村人に対する聞き取りはビスラマ語がうまく話せない間は任されなかったし、そのほかの作業は殺虫剤の溶液づくりといい、溶液に蚊帳を浸す作業といい、誰でもできる単純なものばかりである。支障なくできるようになるのに時間はかからなかった。

そんなわけで、とくにポートヴィラのマラリア対策課にいるときは、自分のやるべきパソコンの作業をさっさと済ませられるようになると、時間的な余裕が格段に増えた。そこで、そうした空き時間を有効利用するべく、マラリア対策課の三人の同僚たちにパソコンの基本的な使い方を教えることにした。これは必ずしも単純作業ではない。しかし、パソコンに疎い私でさえすぐに慣れてしまうような初歩的な知識があれば十分なので、教えることもそう多くない。集中してやれば一人当たり一週間くらいで一通りのことは教えられてしまう。教える相手は三人だけだから、単純に計算すれば全部で一カ月もかからない。

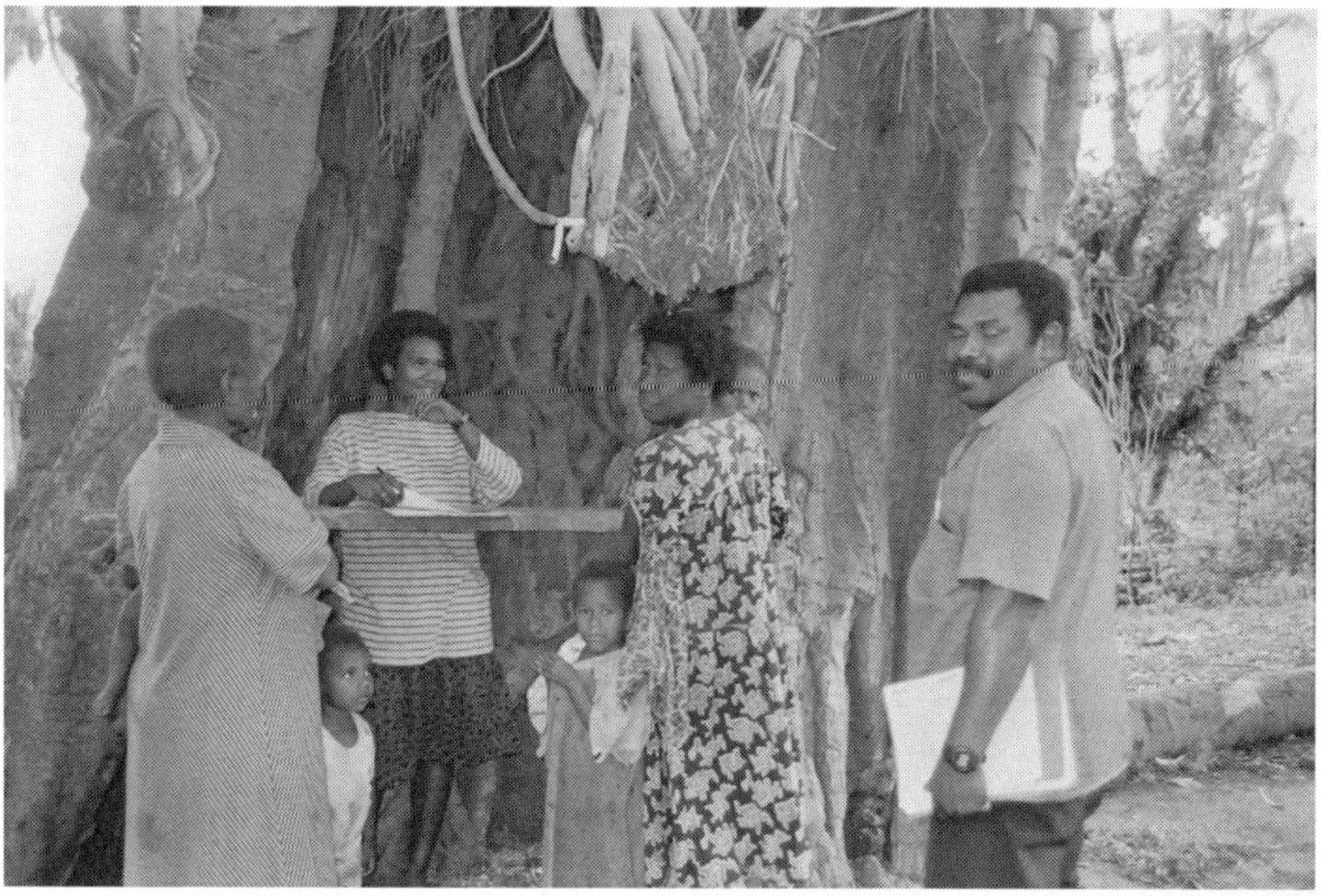

写真８　タンナ島の村の広場で、集まってきた女性たちに対して配布する蚊帳の数などを聞き取る同島の病院スタッフ（左から３人目）。マラリア対策課のスタッフだけでは人出が足りないので、こうした関係者の応援が不可欠だった。1992年10月。

ところが、実際には目標としていた内容を全員に教え終わるまでに一年以上もかかった。もちろんその間、毎日のように教え続けたわけではない。彼らに時間とやる気があるときをみはからってボチボチやっていたら、一年以上かかってしまったのだ。もしかすると彼らはパソコンにあまり関心がなかったのかもしれない。しかし、彼らの側にパソコンの使い方をじっくり教わっているような時間がなかったことも、予想外に時間がかかってしまった原因の一つだったと思う。

先に書いたように、私が派遣された一九九一年から殺虫剤をつけた蚊帳を感染地の人々に配るプロジェクトがはじまった。五年間で十一万人に対して九万六〇〇〇張りの蚊帳を配布する。けれども、それを実行に移すマラリア対策課の専従スタッフは七人だけ。この七人が中心となって九万六〇〇〇張りもの蚊帳を配るわけだ。その人員の少なさに対する蚊帳の数の膨大さから、作業がいかに大変なものか容易に想像できるだろう。

しかも七人のうち五人は担当する地域が決まっているので、自分の担当地域での配布活動に重点的にかかわる。となると、すべての地域の活動に満遍なくかかわることになるのは、担当地域が固定されていない残りの二人。つまり、ポートヴィラのマラリア対策課にいる課長とその補佐役だ。事実、彼らは間断なく国内各地に出張に出ており、ポートヴィラにいないときの方が多いくらいだった。また、いるときも、各島に蚊帳を輸送する準備などで右往左往しており、とてもではないけれどもじっくりパソコンにむかっている余裕などない様子だった。

4　悩みと救い

パソコンの使い方を教えようにも相手がおらず、私は次第に時間をもてあますようになった。もちろん手をこまねいているだけでは空き時間が延々と続くだけである。教える相手を変えることにした。ポートヴィラにある国内最大の病院、国立ヴィラ中央病院のマラリア検査室にいる臨床検査技師たちを相手にすることにしたのである。幸い四人の技師たちは皆関心をもってくれ、検査結果の入力の仕方を中心として最終的に一通りのことを教えることができた。ただ、彼らの「本業」はあくまでもマラリアの血液検査なので、そちらを優先しなければならない。必然的に彼らが「本業」に従事している大方の時間は暇になり、またしても空き時間が続くことになってしまった。

　そうだ、文化人類学を学んだ自分ならではの活動を同僚たちに提案し、空き時間を利用して一緒にやってみるのはどうだろう。文化人類学の特徴の一つは、研究の対象とする人々の側に共有されているものの見方や考え方、行動様式などに焦点を当て、それを人々の目線にそくして理解しようとすることである。折しもマラリア感染地の人々に蚊帳を配布するプロジェクトがはじまっていた。その評価をしたり、問題を改善したりするためには、人々が配られた蚊帳をどのように使っているのか、あるいはそもそも蚊やマラリアに対してどのような考え方や行動様式をもっているのかといったことを、しっかり理解しておく必要があるはずだ。ならば、そのための調査を同僚たちと一緒にすることこそ、自分のバックグラウンドを生かした活動ではないか。そう考えたのである。

　しかし、実際に提案してみたものの、調査が実現したのはわずか数度にすぎず、継続して行われることはなかった。蚊帳のプロジェクトで忙しい同僚たちには、そんなことに悠長につきあっている余裕などなかったのだ。あるいは若輩者のド素人に対するマラリア対策のプロとしてのプライドもあったのかもしれない。私が何か提案しようとしても、「おいおい、余計な仕事を増やさないでくれよ」といった体で受け流されたり、端からとりあってもらえなかったりした。

　そんなことが続くうち、自分から同僚たちに積極的に働きかけよう、自分ができそうなことを主体的にみつけてやって行こうという前向きな気持ちがすっかり失せてしまった。そして、マラリア対策課の部屋に一人残され、することもなくぼーっとしていると、やるせない思いがふつふつとこみあげてくるようになった。

かねてから私は青年海外協力隊員に対してある種のイメージをもっていた。草の根レベルの人々と協力しながら創意工夫を重ね、人々のニーズにそくした自分ならではの活動に取り組む。そんなイメージである。今にして思えばかなり偏ったものだが、当時はそれが隊員のあるべき姿だと勝手に思い込んでいた。

それに引き替え自分はどうだろう。やっていることといえば、オフィスであれ、その外であれ、誰にでもできるような単純な作業の繰り返し。しかも、そうした作業があれば未だ良い方で、大方の時間はすることもなく、同僚たちからは単純作業をこなす以上のことを期待されてもいない。現実はあまりにも理想像とかけ離れていた。自分はたんなるマンパワーとしてしか必要とされていない。そんなところに二年もいる必要などあるのだろうか。

悶々と思い悩んでいたその頃、学部生時代に痛めていた左膝の状態が悪化し、ひどいときには強い痛みで歩くこともままならなくなった。痛みは派遣された当初から出たり消えたりしていたが、次第に歩くといつも出るようになり、強さも増して行った。何が原因だったのかよくわからないが、活動をめぐる精神的なストレスも一因だったのではないかと思う。

とにかく歩けないと話にならないので、両親に頼んで日本からサポーターや歩きやすいスポーツシューズを送ってもらったりした。しかし、当時はインターネットや携帯電話がなく（ヴァヌアツはもとより日本でも）、ポートヴィラの自宅には固定電話もない。そのため、中心街にある中央郵便局まで出かけて行き、そこの公衆電話から実家に国際電話をかけねばならなかった。加えて、自分の勤務時間と郵便局の開いている時間が重なっていることが多く、電話のできる時間帯がかぎられ、もどかしい思いをした。

膝のことはヴァヌアツ協力隊事務所のスタッフにも相談していた。自分としては治療のために一時帰国できればと思っていた。ところが、両親を通じて日本の専門医に聞いたところ、治療には手術が必要とのこと。また、スタッフによれば、手術を受けてから完治するまでには一年くらいかかり、その間ヴァヌアツに戻ることができないうえ、派遣されてすでに数カ月経っているから、さらに一年も帰国することになった場合、戻ったとしても二年の任期の残りはわずか半年あまりとなってしまう。となると、私は一時帰国ではなく、もうヴァヌアツには戻ってこられない任期短縮の帰国となり、代わって新たに別の隊員が派遣されることになるだろうという話だった。

「こんなところに二年もいる必要などあるのか」と半ば捨て鉢になり、手帳のカレンダーの日付に毎日バツ印をつけて日が経つのを文字通り指折り数えていたものの、いざ帰国という選択肢が現実味を帯びてくると、「本当に帰国して良いのか、もう少し粘ってみるべきではないか」という思いも強くなった。そこで、膝のことを相談していたスタッフに活動をめぐる悩みも打ち明けた。

彼のリアクションはこうだった。「マンパワーでも良いじゃないですか。まずは君がヴァヌアツにいるということが重要なんですよ。マラリア対策課の人たちをはじめ、君が顔をあわせるヴァヌアツの人たちは、君の存在を通じて、普通ならば出会うことなどほとんどない日本人のことを実際に知れるのだから。それも隊員の重要な役割の一つだと思いますよ」。

救われた思いがした。ふーっと肩の力が抜けて行くような、垂れ込めていた厚い雲の隙間から一筋の光が差し込んできたような、そんな感じだった。そうか、マンパワーでも良いんだ。いるだけでも自分の存在意義はあるんだ。もちろんそれだけに満足していてはいけないのかもしれない。しかし、とにかくまずはマラリア対策課で与えられたことをきちんとこなし、任期をまっとうしようと考え直した。それまで勝手に思い込んでいた隊員のイメージが消えて行くとともに、自分の存在意義をめぐる自虐的な思いも小さくなって行った。

5　友人づくり

スタッフの言葉を聞いて良い意味で開き直れたことが大きかったのか、膝の痛みはましになった。もちろん手術を受けていないので根治してはいない。だから、いつまたひどい痛みが出るともかぎらない。そこで、膝まわりを強くすれば痛みも出なくなるのではないかと素人なりに考え、膝への負担が少なそうな水泳をやることにした。ポートヴィラに公共のプールはないが周辺は海ばかり。泳ぐ場所には事欠かない。ただ、私がよく通ったのは郊外の大きなリゾートホテルのプールだった。

折しも季節は乾季から雨季へと変わりつつある頃。派遣されて半年が経った十月だった。ヴァヌアツの一年は、雨が少なく気温の低い乾季（だいたい五月から十月）と、雨が多く気温も高い雨季（十一月から四月）にわけられ、雨季にはしばしばサイクロン（台風）がやってくる。ポートヴィラの場合、雨季の一月や二月には平均最高気温が三十度を超えるが、乾季の七月から九月にかけては平均最低気温が二十度を下まわる。この時期には寒くて泳ぐ気がしない。

しかし、十月になると日中は暑くなるので泳ぐにはもってこいである。というわけで、ポートヴィラにいる週末はなるべく泳ぎに行くようにした。プールは海のすぐそばにあり、素晴らしい眺めも堪能できる。気分転換には最高のロケーションだ。活動をめぐるストレスが小さくなっただけでなく、定期的に泳ぐようにしたことも良かったのか、膝の痛みは嘘のように出なくなった。

プール通いによる「収穫」はそれだけではなかった。ホテルのスタッフたちを起点として、ヴァヌアツ人の友人のネットワークを大いに広げることができたこと。むしろこちらの方が大きな「収穫」だった。第三章で触れる一連の調査や第四章以降で取り上げる本格的なフィールドワークは、このネットワークを通じて行うことになったのだから。

それまでにもヴァヌアツ人の友人がいなかったわけではない。たとえばマラリア対策課の同僚たち。一緒に仕事をしていた彼らはもっとも多くの時間を共有したヴァヌアツ人である。しかし、感染地の島々に出張すると四六時中一緒だったせいか、職場外でのつきあいはさほど多くなかった。

それに比べると、自宅の近所に住んでいた数家族のヴァヌアツ人たちとは、互いの家を訪ねあったり、一緒に遊びに出かけたりして親しくつきあった。職場の外でできたはじめての友人たちで、今でもポートヴィラに行くと必ず会う。しかし、彼ら彼女らは核家族単位で暮らしており、近くに親族があまり住んでいなかったこともあって、友人のネットワークがすぐには広がらなかった。

これに対して、プール通いをしているうちに親しくなったホテルのスタッフたちは違った。なかでもセーラ（本書では仮名と実名を混ぜて用いる）は別格だった。彼女はホテルのイベントや観光ツアーの情報などを宿泊客に紹介するスタッフで、その役割にぴったりの明るく社交的な女性だった。知り合って未だ日が浅い十二月のある日のこと。私の誕生日が間近であることを知ったセーラがパーティーを開いてくれるという。そこで誕生日の晩、はじめて彼女の自宅を訪ねた。

着いてみて驚いた。家のなかは色とりどりの花やリボンできれいに飾られ、彼女の子どもたちをはじめ、たくさんの子どもたちがならんで待っていたのである。一緒に待ち構えていたセーラの夫から花輪をかけられ、席に通された。テーブルには御馳走がならび、食事の前にはお祝いの言葉とともに、伝統的な儀礼のときなどに贈り物として使われる、パンダナス（タコノキ）という植物の葉の繊維で編まれたゴザまでいただいてしまった。ヴァヌアツではじめて迎える誕生日だったことに加えて、そんな盛大なイベントを準備してくれているとは思いもしなかったので、感激のあまり涙が出そうになった。

パーティーにはセーラの家族だけでなく、親族や近所の人々も入れ代わり立ち代わりやってきた。そのため、たくさんの人々と知り合いになった。さらに、そこからまた別の人々を紹介され、ネットワークは芋づる式にどんどん広がって行った。街中で親し気に声をかけられて世間話をはじめたのは良いが、相手の名前が思い出せない。そんなことが何度もあったくらいである。

セーラの家のあるシーサイドという地区（図3、21ページ）は、およそ三百メートル四方の土地に七百人近い人々が暮らす人口密集地区だった。しかも住人のほとんどはセーラ自身も含めて、エファテ島の北方に浮かぶトンゴア島のいくつかの村の出身者で、互いに親族関係で結ばれていた。そうした人々が固まって住んでいたので、セーラの場合、友人のネットワークの広がるスピードもとりわけ速かったのである。

シーサイド地区の北隣にはヴィラ中央病院があり、マラリア検査室の臨床検査技師たちにパソコンの使い方を教えるためによく出かけていた。しかし、ミニバスを使っていたのでシーサイドはいつも素通りで、どのようなところかほとんど知らなかった。そのため、セーラの家に行こうとしてはじめて足を踏み入れたときには、「こんなところがあるのか！」と思わず目を見張った。

使い古しのトタンや木材でつくられた、六畳ほどの部屋が一つか二つしかないようにみえる小さな家々が、長屋状に軒を連ねてひしめいている。ほとんどの家にはトイレやシャワーがなく、電気のきていない家も多い。その間を、雨が降ると泥だらけになる赤土の狭い路地が迷路のように走っている。路地に沿って点在する屋根と柱だけの炊事場では女性たちが薪を使って煮炊きしており、その煙が地区全体をもやのように包み込んでいる。

それまでポートヴィラで目にしたことのなかったインパクトのある風景に最初は圧倒された。しかし、次第にその下町のような雰囲気が好きになり、セーラとその家族や親族、隣人たちと顔をあ

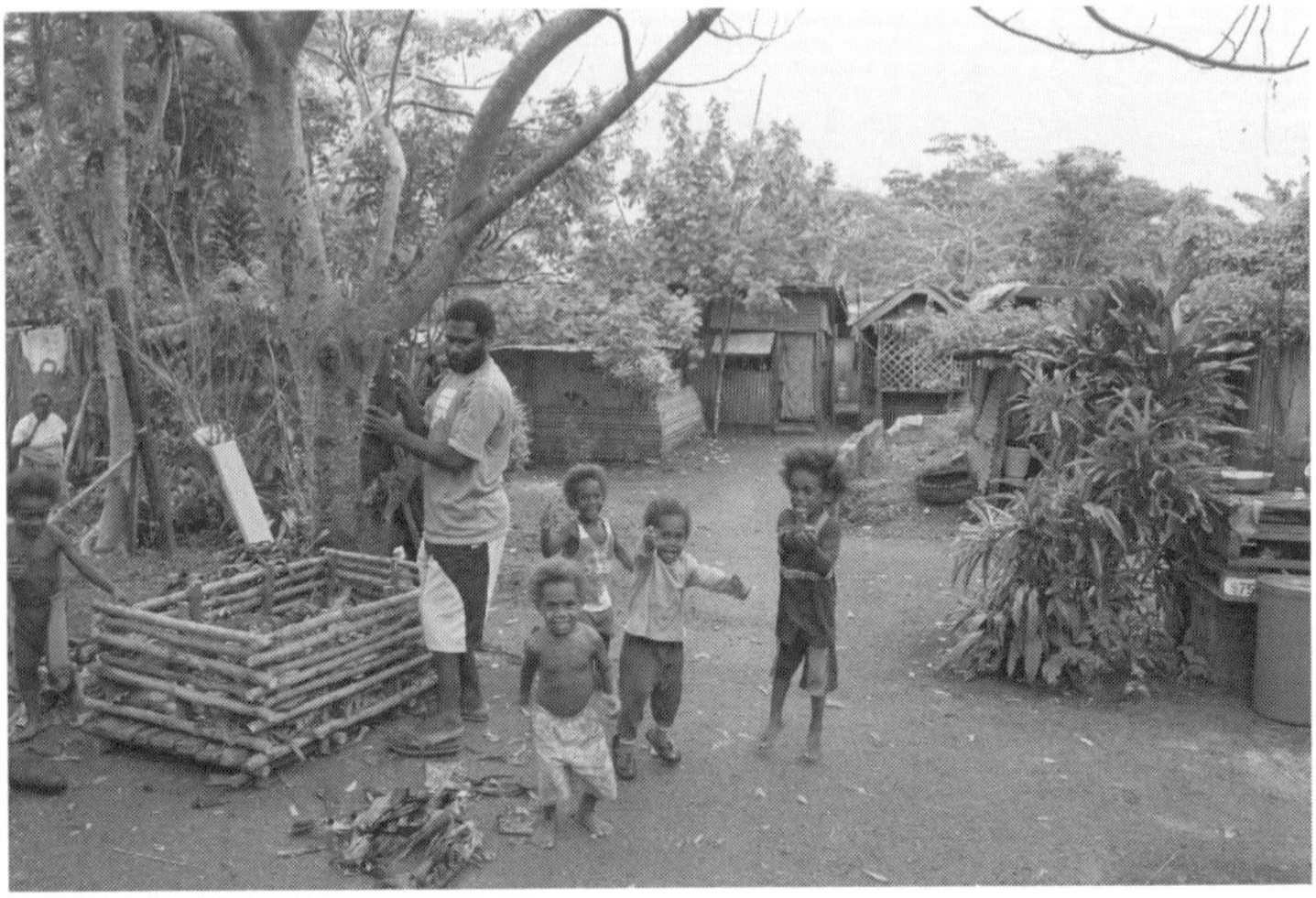

写真９　シーサイドの広場。子どもたちの上の方に、入口に布が下がったトタンの小さな家がみえる。写真には映っていないが、その左右や裏手に同じような家々がひしめく。男性の左側の木の囲いにはヤムイモが入っている。2006年８月。

わせるのも楽しくて、プール以上に足繁くシーサイドへ通うようになった。仲間の隊員たちや日本から私を訪ねてきた両親、弟、友人たちなども連れて行ったが、そんなときはたいていセーラが夕食をつくってもてなしてくれた。彼女たちの小さな部屋には全員入りきらないので、路地のかたわらの土間のような空間にゴザを敷き、大勢でワイワイいいながら食事を楽しんだ。

こうなると私自身もセーラの親族のようになってくる。実際、一九九二年の五月に生まれた彼女の末息子は私の名前をとってチヒロと名づけられた。トンゴアの人々は男の子にその母親の兄弟（母方オジ）の名前をつけることがよくある。セーラは私よりも数年年上なので、私は彼女の「弟」になるわけだ。

男の子は同じ名前の母方オジに敬意をもって接しなければならず、母方オジも男の子の後見人として、彼の人生の節目で定められた役割を果たさねばならない。たとえば成人の儀礼のときに若者になった男の子のひげを剃るという役割などがある。チヒロがその儀礼を迎える頃、私は日本にいたのでこの役割を仰せつかることはなかった。しかし、彼が生まれてはじめて教会の礼拝に参列したときは隊員の任期中でポートヴィラにいたので、母方オジとしてつき添った。このときにはヴァヌアツにきていた私の両親も同行した。セーラにとっては、「弟」のみならず、当時トンゴアにいて不在だった実の親に代わって、日本の「両親」も息子のイベントに参加した形となったわけである。

第三章　フィールドワークことはじめ

1　プロジェクトの問題

職場の外に友人がたくさんできるようになると、ポートヴィラでの生活が俄然楽しくなった。誕生日に続いて一九九二年の元日の夜もまたまたセーラの家にお邪魔し、彼女の家族や親族、隣人たちと新年を祝った。しかし、マラリア対策課での活動の方は相変わらずだった。そちらも楽しく感じられるようになったかといえば、そうではない。けれども、ヴァヌアツ協力隊事務所のスタッフに悩みを打ち明けて以降、まずはマンパワーに徹しようと、マラリアのデータのパソコン入力と解析や蚊帳のプロジェクトの作業を中心に、やってくる業務を淡々とこなした。

ところで、プロジェクトがはじまってしばらくすると、マラリア対策課に時折次のような話が聞こえてくるようになった。配布された側の人々が蚊帳を使っていないというものだった。対策活動を推し進めようとしている側にとってこれは大きな問題である。

プロジェクトは住民参加型マラリア対策を謳っていた。たとえばワクチンのある病気ならば、予防接種をすれば病気を防ぐことができる。ところが蚊帳の場合、そうは行かない。配っただけでは

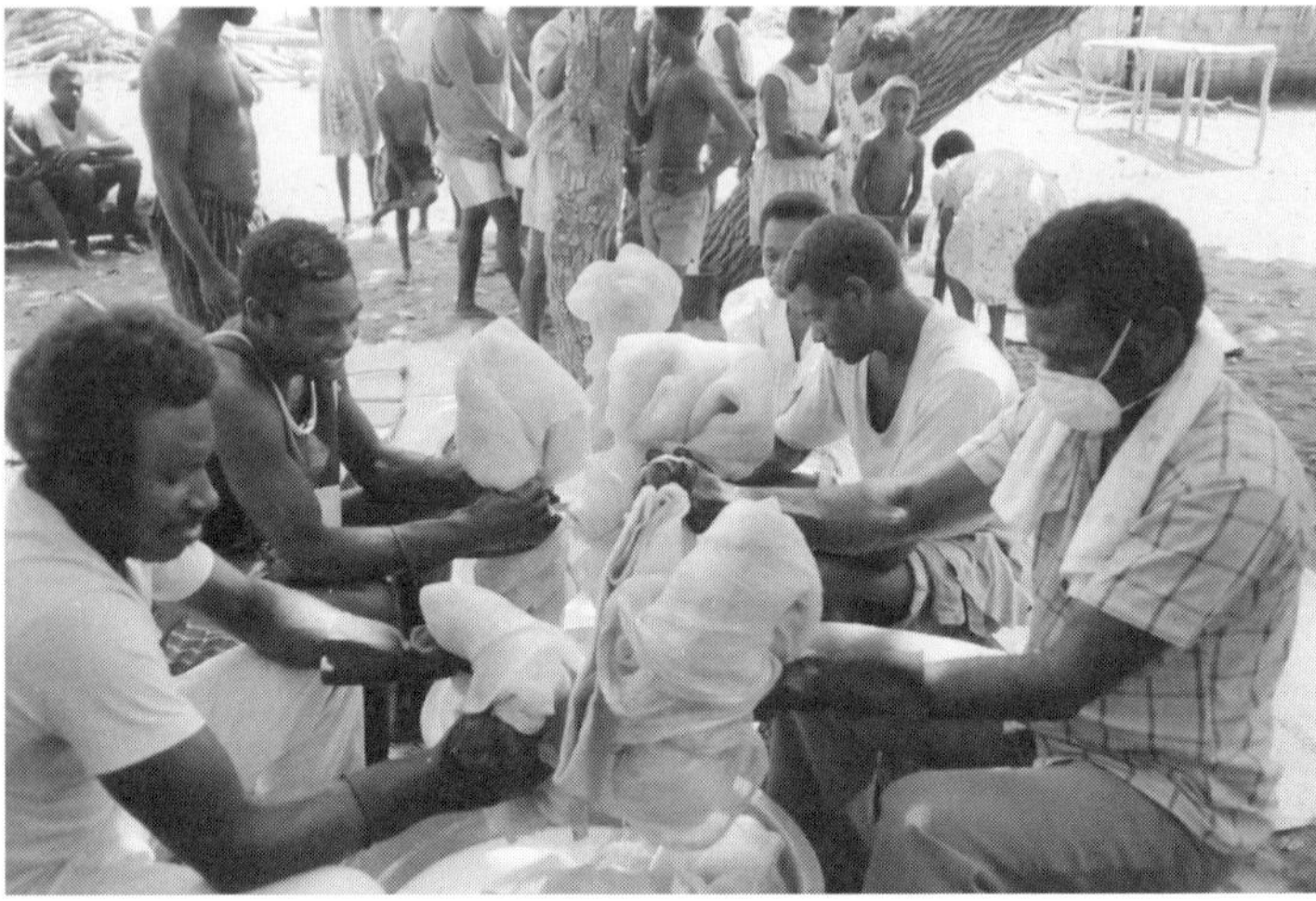

写真10　蚊帳に殺虫剤をつける。たらいに入れた殺虫剤の溶液に浸した後、蚊帳を持ち上げ、余分な溶液を落とす。写真手前側の２人はマラリア対策課のスタッフだが、その奥の男性２人は村人。マレクラ島サウスウェスト・ベイにて。1992年２月。

マラリアの予防にはならない。それを受け取った個々の人々が毎晩使ってはじめて効果が現れる。この点で、蚊帳を使ったマラリア対策はそもそも住民参加がないと成り立たない。

加えて、プロジェクトでは殺虫剤の溶液に蚊帳を浸す作業を各村で村人たちと一緒にやるようにしていた。マラリア対策課のスタッフがポートヴィラであらかじめ作業を済ませ、村では蚊帳を配るだけにしてしまえば効率は良い。しかし、そのようにせず、あえて村人たちと作業するようにしていたのは、プロジェクトへの人々の参加意識を高めるためだった。

ところが、その住民参加の根幹にかかわる問題が起きていたわけである。それは噂話などではなく、少なからぬ人々の間で実際に起きていたことだった。加えて、蚊帳が使われていないだけなら未だしも、別の目的に転用されてしまっていることもあった。たとえば漁網。蚊帳を漁網に使い、とった小魚を餌にして大きな魚を釣るのだ。蚊帳は網目が細かいのでたしかに小魚をとるには都合が良い。

こんなこともあった。蚊帳を配り終わった村を後日訪ねたときのこと。周辺を散策していて偶然パイナップル畑に行きあたった。整然と列をなして植えられたパイナップルはどれも実をつけており、一つ一つの実には防虫ネットのような緑色の網がかぶせてある。最初は丁寧に育てているなと感心しながらその光景を眺めていたが、近づいてよくみるうちに思わず声をあげそうになった。何とかぶせてあったネットは蚊帳だったのだ！　私たちが配布していた蚊帳は緑や青の化学繊維でできているものが多かった。畑の主はそれをパイナップルの実のサイズにあわせて小さく切りわけ、使っていたのだ。殺虫剤がついているから防虫ネットには最適である。笑い話のようだが、必死に蚊帳を配っていた当事者の私にとってはシャレにならない。何の心の準備もなくその光景にいきなり遭遇したこともあり、いい知れぬ脱力感に襲われてその場に立ちつくした。

さて、こうした問題に対するマラリア対策課の同僚たちをはじめとした関係者の見方は、大方次のようなものだった。「マラリアに関する知識を十分にもっていないから（あるいは蚊帳がマラリアの予防に効果があることをよく知らないから）、村人たちは蚊帳をきちんと使わないのだ」というものである。したがって、この見方に基づくと、問題に対処するには、人々に対してもっとマラリアや蚊帳に関する情報を伝える（つまり衛生教育をする）必要があるということになる。

たしかに奈良時代の頃から使われてきたとされる日本と違い、蚊帳はヴァヌアツで古くから使用されてきた生活用具ではない。プロジェクトで配布され、生まれてはじめて蚊帳を手にしたという人々の方が多かったはずである。実際、マラリア対策課側もそのことをあらかじめ考慮に入れ、村で蚊帳を配るときにはその使い方やマラリアの知識なども村人たちに伝えるようにしていた。蚊帳の不使用や転用という問題に対する関係者の見方は、そうした衛生教育をさらに徹底するべきだというものだった。

しかし、である。「マラリアに関する十分な知識をもっていないから、蚊帳をきちんと使わない」という見方だけでこの問題に対処してしまって良いのだろうか。そんな疑問が頭をもたげた。

先に書いたようにプロジェクトは住民参加型マラリア対策を謳っていた。そもそも蚊帳を使ったマラリア対策は住民参加がないと成り立たない。ならば、蚊帳を使う側の人々がマラリアやそれに関連するものごとをどのように捉えているのか、またそれらをめぐっていかに行動しているのかを、まずは人々目線でしっかり理解しようとする必要があるのではないか。それをしないまま、「マラリアに関する十分な知識をもっていないから、蚊帳をきちんと使わない」という形でものごとを捉えてしまうのは、あまりにもこちら目線の一方的な見方ではないか。住民参加を前提とするならば、もっと人々（あちら）目線でものごとを捉え直す必要がある。私は次第にそう考えるようになった。

2　病名語彙調査

そこで、そうした考えのもと、マラリアやそれに関連するものごとをめぐる人々の側の価値観や考え方、行動様式などについて、残りの任期の間に自分なりに調べてみることにした。しかし、そうはいっても隊員の活動をサボってするわけには行かない。それではいっそのこと活動に組み込んでしまえば良いのではないか。そうすれば勤務時間のなかで調べることができる。しかし、活動に組み込むということはマラリア対策課の業務になることを意味し、多かれ少なかれ同僚たちも巻き込むことになる。彼らにとってはただでさえ蚊帳のプロジェクトで忙しいなか、さらに仕事が増えることになってしまう。そんな提案を切り出せる雰囲気ではない。結局、活動の一環として調べることはやめにした。

となると、残された選択肢は一つしかない。余暇時間を使って調べることである。そこで、一九九二年の一月頃から勤務時間後や土日を利用して、セーラを起点としてネットワークが広がったシーサイド地区の友人たちなどを相手にしながら、少しずつ情報収集をはじめた。やり方はまちまちで、あらたまった聞き取り調査のようなことをする場合もあれば、雑談していて調べてみようと思っていたことに関係する話題になったとき、話の流れに乗じてそれとなく聞いてみたりする場合もあった。調べてみたことはいろいろあったが、以下では二つだけ紹介しよう。

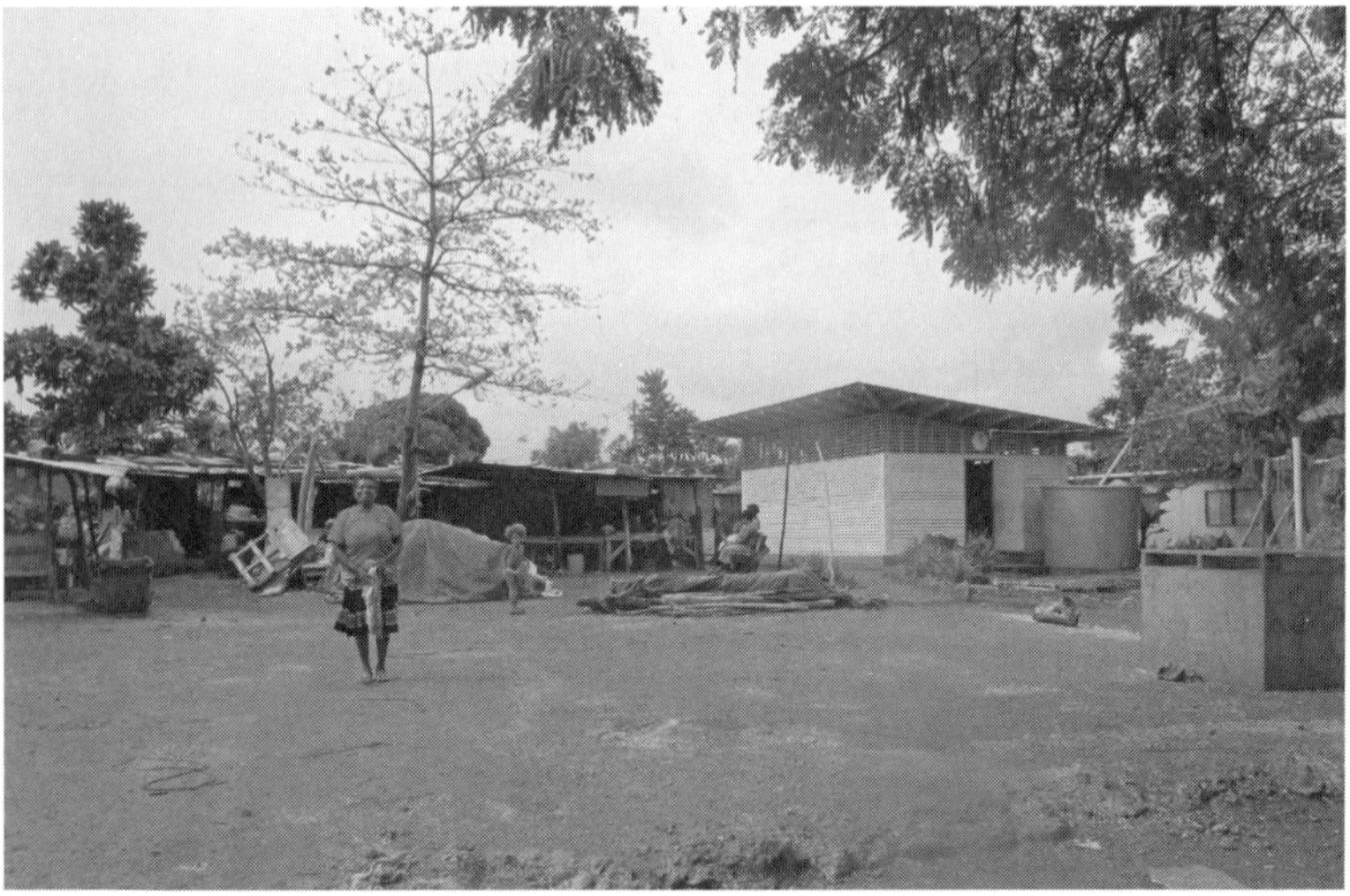

写真11　シーサイドの入口付近にある広場。右側の大きな建物のなかには共用のトイレとシャワーがある。トイレやシャワーのない家に住んでいる人々がたくさんいるのに、便器やシャワーブースが少ないのが難点。2014年８月。

一つは、友人たちが話している在来語のなかで使われている病名や症状を表す語彙についてである。専門的にいえば「病名（症状）語彙調査」というものをやってみたのだった。言語は文化のきわめて重要な要素であり、語彙を含めて言語のあり方を調べれば、その担い手たちが伝統的にどのようなことに関心をもち、いかなることを重視してきたのかを窺い知ることができるという説がある。仮にそうだとすると、人々が使っている言語のなかにマラリアに相当する病気を指す病名語彙があれば、人々はそれに対して一定の関心や注意を払ってきたと考えることができる。

ちなみに、マラリアという病名はも

ともと古いイタリア語で、「悪い」を指すマルと「空気」を指すアリアからなる。そのことからもわかるようにイタリアにもかつてマラリアは存在した。十九世紀後半にこの病気がマラリア原虫という病原体によって引き起こされることが医学的に明らかにされるはるか前から、イタリア人はそれが低湿地の悪い空気（瘴気）によって生じるものと捉え、注意を払ってきたのである。

日本にもマラリアはあった。一九六〇年代までにはほぼなくなったが、それ以前は古くから各地に存在し、平清盛がマラリアを患っていたという説もある。もちろん平安時代にマラリアという外来語は存在しない。では、当時の人々はこの病気を何と呼んでいたのかというと、瘧《おこり》である。イタリア人と同じく日本人も古来そのように名前をつけることで、この病気に関心をむけてきたのだろう。

翻ってヴァヌアツの人々はどうなのか。そんな関心から病名語彙調査をしてみることにしたのである。とはいえ、私の話せるビスラマ語は十九世紀にできたとされる比較的歴史の浅い言語なので、調べる対象としてはあまりふさわしくない。マラリアは数百年を優に超えるはるか昔からヴァヌアツに存在してきたとみられているので、そのことを考えるともっと歴史の古い言語を対象とすべきである。となると、該当するのはヴァヌアツに一一〇あまりある在来語となる。しかし、そのすべてを調べるには時間がかかりすぎる。

そこで、ひとまずシーサイドの人々、つまりトンゴア島の出身者たちが話しているナマクラ語という言語をはじめとする二、三の在来語に的を絞ることにした。そして、各言語につき数名を選び、各自の知っている病名や症状を表す語彙を挙げて行ってもらった。場合によっては「〇〇という病気、××という症状はナマクラ語で何といいますか」とビスラマ語で尋ねたりしながら、新しい語彙が挙がらなくなるまで続け、最終的に全員から得た情報を集約した。

結果は興味深いものだった。マラリアに相当すると思われる病気を指す病名語彙がなかったのである。マラリアの特徴的な症状である発熱、悪寒、頭痛などを表す症状語彙はあった。しかし、それらの症状を特徴とする（症候群とする）病気を指す名前はみあたらなかった。とすると、マラリアはナマクラ語などの言語の担い手たちの間では、伝統的に発熱、悪寒、頭痛といった個別の症状のレベルでのみ注意を払われてきた反面、病気としては大きな関心をむけられてこなかったのかもしれない。

けれども、マラリアは古くからヴァヌアツに存在し、多くの島々では頻繁に感染が起きてきたとみられている。なのに、それに相当するような病気を指す病名語彙がないとは、いったいどういうことなのだろうか。

実は同じような例は、マラリアの感染が高い頻度で起きてきた世界のほかの地域からも報告されている。それらの報告によると、そうした地域ではマラリアは誰もが罹るありふれたものであるため、病気とみなされていない。むしろちょっとした不調のようなものとして捉えられてきたという。マラリア温床地で暮らしてきた人々のうち、乳幼児期にマラリアによって命を奪われることなく生き延び、成長した人々は一定の免疫を獲得しているため、罹ったときの症状も比較的穏やかであるという。こうしたことが、マラリアが頻発しているにもかかわらず、人々から病気とみなされてこなかった背景にあると考えられる。マラリアに相当する病気を指す病名語彙がナマクラ語などの言語にないということも、同じような例といえるのかもしれない。

ただ、これはあくまでも仮説のようなものにすぎず、推測の域を出ない。したがって、この話にはこれ以上深入りしないでおこう。いずれにせよ、私にとって見逃せなかったのは、ナマクラ語などの在来語にマラリアに相当すると思われる病気を指す病名語彙がないということだった。

3　災因調査

病名語彙調査のほかにもう一つ取り上げるのが、病気を中心とした災いの原因（災因）に関する調査である。この調査ではまず友人たちに、過去数年間に身辺に起きた災いを思いつくまま挙げてもらい、次にそれぞれの経過を時間軸に沿って話してもらった。そして、その過程で、とくに災因をめぐって彼ら彼女らがどのような認識をもつに至ったのかを把握しようとした。

この調査は相手の記憶に基づくものである。そのため、見落とされたり、忘れられたりしている事例もあるはずである。しかしその反面、調査の結果、集めることのできた事例はいずれも相手の記憶に残ったものなので、彼ら彼女らの関心を惹くものでもあったとみることができる。調査の対象となったのは四十人ほどで、六十あまりの事例が集まった。そのなかには事故なども含まれてい

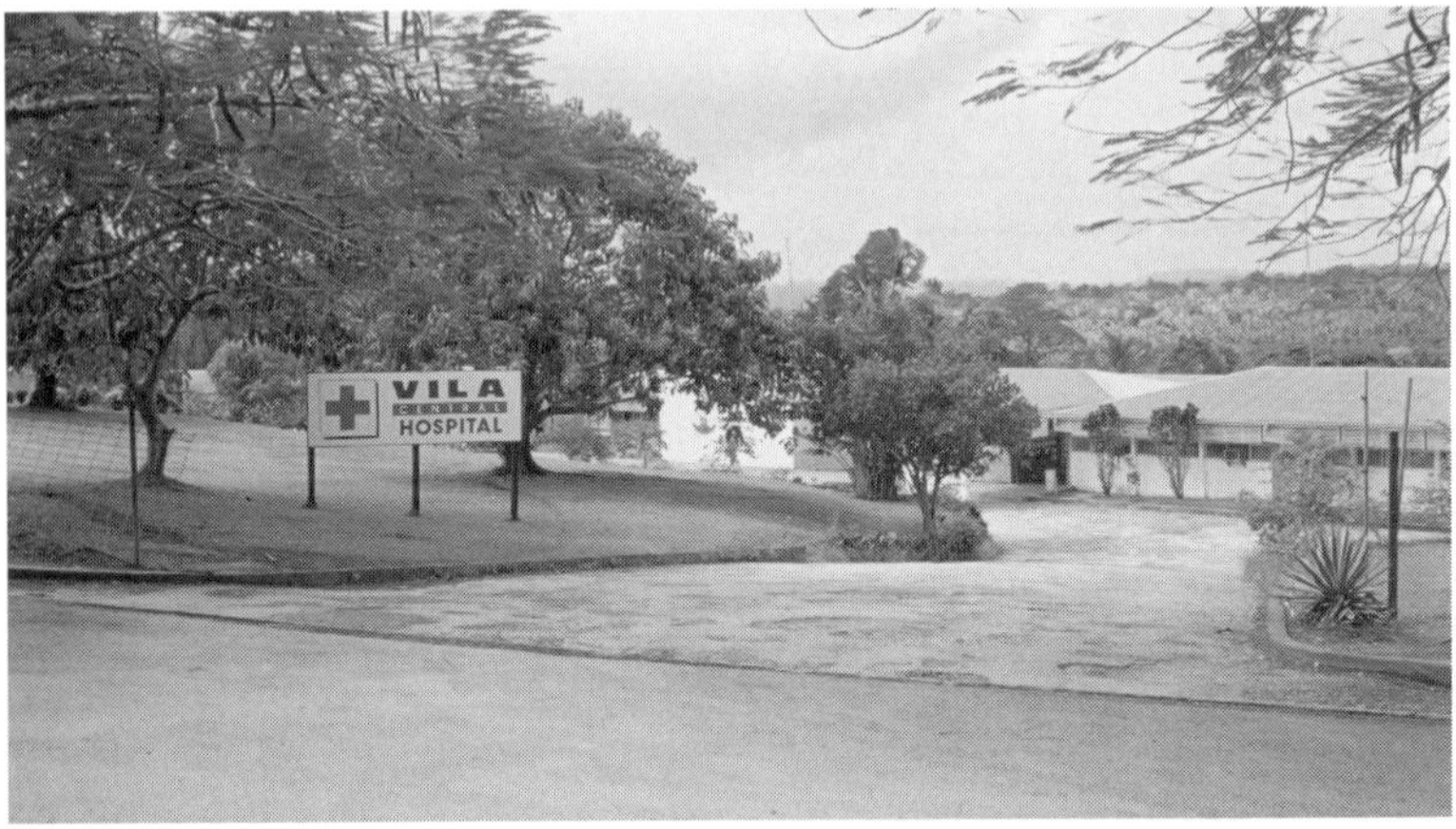

写真12　ヴィラ中央病院。平屋の建物が外来患者用の病棟で、奥に同じような建物が数棟あり、手術室やマラリア検査室、入院患者用の居室などが入っている。第二次大戦中に駐留していたアメリカ軍がつくった病院が前身である。2000年８月。

るが、もっとも多く（四割近く）を占めていたのは病気の事例だった。

これら病気の事例を分析した結果、その原因をめぐる人々の認識について、次のような傾向がみられることがわかった。症状が現れると、まず人々は病院などの医療施設や薬局で売っている薬剤といった近代医療（西洋医療）を使って対処していた。日本にあるようなハイテク機器を備えた病院はないが、近代医療はヴァヌアツにも浸透しており、とくにポートヴィラでは顕著である。また、当時政府は国立の医療施設での外来患者の診察費や薬代をはじめとする治療費を無料にしていた。調査の対象となった友人たちが多く住むシーサイド地区の隣にはヴィラ中央病院があるので、アクセスが容易で

(徒歩数分)、しかも多くの場合、タダで利用できる。人々がまず近代医療を使って病気に対処していた背景にはこうした事情がある。

病院の治療などで症状がなくなってしまえば、人々はとくにその原因に対して注意を払うことはない。しかし、予想に反して症状が続いたり、逆に悪くなったりすると、それを引き起こしている原因に関心をむけるようになる。そして、近代医療では対処することのできない原因がかかわっているのではないかと考え、伝統医療の治療師などを訪ねていた。近代医療によって対処することのできない原因の代表的なものは、岩や木に宿る精霊や死霊(死んだ人の霊)などの霊と、呪文や呪物を使って意図する相手を病気にしたり、死に至らしめたりする知識や技術、すなわち邪術である。これらによって引き起こされた病気や災いの場合、伝統医療の治療師でないと適切に対処することができないとされる。

こうした傾向に基づくと、マラリアの場合は次のようになる。発熱や悪寒、頭痛といった症状が現れると、人々はまず近代医療を使って対処しようとする。それで治ってしまう場合、症状が軽いことや比較的短期間でなくなってしまうことから、それがマラリアによるものであることにさしたる関心をもたない。

しかし、近代医療による治療が効果をあげず、症状が一向に好転しないと、人々はその原因に関心をむけるようになる。昨今、治療薬の効きにくいマラリア(薬剤耐性マラリア)が世界的に問題になっているが、これに罹ると病院で治療していてもなかなか治らないことがある。そのように近代医療を使っているにもかかわらず病状が良くならない場合、人々は原因に注意を払うようになる。ただし、そこで関心の対象となり、原因として疑われるのは、近代医療では対処することのできないものとされる霊や邪術などである。そして、それらに対処するべく、近代医療に代わって伝統医療が用いられることになる。

症状が軽い場合はそもそもマラリアに関心がもたれない。一方、症状が続いたり、悪くなったりする場合は原因に関心がむけられる。しかし、その対象は肝心のマラリアではなく、霊や邪術といったものにすり替わってしまう。こうした状況のなかではマラリアに対する人々の関心も希薄にならざるを得ないだろう。

以上に取り上げた二つの調査を含めてあれこれ調べてみた結果、私は人々がマラリアのことを、すぐに対応すべき重大な問題とは捉えていないのではないかと考えるようになった。と同時に、蚊帳の不使用や別の用途への転用といった問題の背景には、そのような人々のマラリア観があるのではないかと思うようになった。

こうしたマラリア観は、人々がこの病気に関して無知であるために形づくられたものなのだろうか。私はそうではないと考えている。いろいろと調べるなかで、私はマラリアに関する医学的知識が人々の間にどの程度浸透しているかについても調べてみたが、対象とした人々の大半はマラリアの症状に関する正確な知識をもっており、この病気が蚊によって媒介されることも知っていた。マラリアの衛生教育は対策活動の一環としてすでに独立前から行われており、それなりの歴史的な蓄積がある。そのことからすれば、症状や蚊に関する知識を多くの人々がもっていたことも当然だろう。

一方、人々がマラリアよりも重大な問題と捉えている病気があることもわかった。たとえばマラリアと同じ感染症でいえば、日本でも二〇一四年の夏、東京で感染者が続発して話題になったデング熱である。この病気も蚊によって媒介される熱病である。ただし、媒介するのはハマダラカではなく別の種類の蚊で、ヴァヌアツではネッタイシマカというヤブカの一種である。また、治療薬のあるマラリアとは異なり、デング熱には根本的な治療薬もワクチンもない。さらに、ヴァヌアツではマラリアのようにいつも存在するわけではなく、数年おきに流行するという特徴があり、これまでの流行のときには死者も出ている。

流行という事態は、顕微鏡などの特殊な道具を使わなくとも、周囲の人々が同じ病気にバタバタと罹って行ったり、医療施設に患者があふれていたりするのを見聞きすることによって、日常的にも身をもって実感できるものである。そのため、デング熱への関心も流行を通じて必然的に高まると考えられる。それに比べると、ヴァヌアツでは重症患者や死者が同時多発するようなマラリアの流行が起きることは少ない。したがって、人々がそうした深刻な事態を実感できる機会も自ずとかぎられてくる。さらに、デング熱と違ってマラリアには治療薬があり、そのことを多くの人々は知っている。これらのことをベースにして、先に触れたような人々のマラリア観は形づくられているのではないか。隊員の任期が終わりを迎える頃、私はそう考えるようになった。

4　病気になる

人々のマラリア観のことを考えるにつけ、私は住民参加型のマラリア対策をするということ自体に疑問をもつようになった。人々がマラリアを重大な問題と捉えていないのに、果たして住民参加型の対策活動などできるのだろうか。そもそもする必要があるのか。仮にマラリア対策をするならば、いっそのことマラリア対策課主導のもと、徹頭徹尾トップダウンの形でやってしまえば良いのに。

かなり極端な考え方である。ただし、それを踏まえてマラリア対策課の同僚たちと議論をしたり、何か新しいことをやってみようと提案したりするようなことはしなかった。仮にそうしたところで、私の帰国後も三年間は続く蚊帳のプロジェクトに忙殺されている彼らはそれどころではないだろうし、もとより私自身、帰国を目前に控えて時間切れの状態だった。

そんなわけで私は二年ぶりに日本に戻った。自分の考えをマラリア対策の活動にフィードバックできなかったことは多少心残りだった。しかし、それ以上に残念だったのは、人々のマラリア観をめぐってあれこれ調べてみたものの、ポートヴィラにいるときのかぎられた余暇時間を利用していわば片手間にやったせいもあり、質量ともに十分な情報を得られず、どれも中途半端なまま終わってしまったことだった。もっと本格的なフィールドワークができれば良かったのに。不完全燃焼である。

ただ、人々のマラリア観をめぐっていろいろ調べるなかで、それ以上に興味深いと思えるテーマにめぐりあえたのは収穫だった。伝統医療である。人々が病院などの近代医療だけでなく伝統医療も活発に利用していること。しかも医療施設のない地方の島の人々ならばともかく、ヴィラ中央病院の目と鼻の先に暮らしているシーサイド地区の人々もまた、病院に通うかたわら伝統医療の治療師を訪ねたりしていること。災因調査をはじめて間もなくこうしたことを知り、人々の間で伝統医療が積極的に使われていることに関心をもつようになった。とはいえ、はじめは多少気になってていたくらいである。それが確固たるものになったきっかけの一つは自分の身に起きたある出来事だった。

一九九二年の一月半ば、私はひどい下痢に悩まされるようになった。手持ちの整腸剤を飲んでしばらく様子をみたが治まらない。それどころか下痢に粘血のようなものが混ざるようになり、腹痛や腹部の膨満感にも襲われるようになった。たまらず二月に入ってすぐフランス人医師のクリニックを訪ねた。隊員の顧問医であった彼の診断によれば、アメーバ赤痢かランブル鞭毛虫症ではないかとのこと。それに効くフラジール（メトロニダゾール）という薬や抗生剤を処方された。

ところが、薬を飲みはじめていったんましになった症状が、二月の半ば頃から再び悪化した。おまけに食べると戻すようになって食欲もなくなり、腹痛もひどくなった。薬で胃をやられてしまったのだろうか。何を食べても戻すような状況で、みるみるうちに体重が減り、十キロ近くやせてしまった。

薬を飲んでいるのに症状が悪くなって行くことに不安を覚え、再びフランス人医師を訪ねた。するとまた「同じ薬を服用するように」との指示。加えて、腹痛のための鎮痛剤も処方された。しかし、フラジールと抗生剤の効果に疑問を感じていたので、今度は指示通りにそれらを飲むことはせず、代わりに食欲がなくても消化の良さそうな食べ物を無理矢理食べるようにし、それまでは行くようにしていた仕事もしっかり休むことにした。その後、ようやく少しずつだが症状は良くなって行った。

そんな矢先の二月二十六日の晩、自宅の電話が鳴った（前年の十一月にそれまで住んでいた固定電話のない家から電話のある別の家に引っ越していた）。セーラからだった。共通の友人から私が病気で仕事を休んでいること、医師の治療を受けているにもかかわらず治らないことを聞き、心配して電話してきたのだという。温かい心遣いに涙がこぼれそうになった。しかし、こちらの感傷を吹き飛ばすように彼女は切迫した声で切り出した。

「私が良い人を知っている。すぐにその人に診てもらわなければダメよ！」。

彼女のいう「良い人」とは伝統医療の治療師のことだった。一瞬たじろいだ。それまでの人生、怪我をしたり、病気になったりしたときに利用していたのは病院である。伝統医療や民間医療を使った経験は漢方を除けば皆無だった。日本でさえ試したことがないのに、よりによって外国で、しかも得体の知れぬ伝統医療など使って大丈夫なのだろうか。せっかく良くなりはじめたのにまた

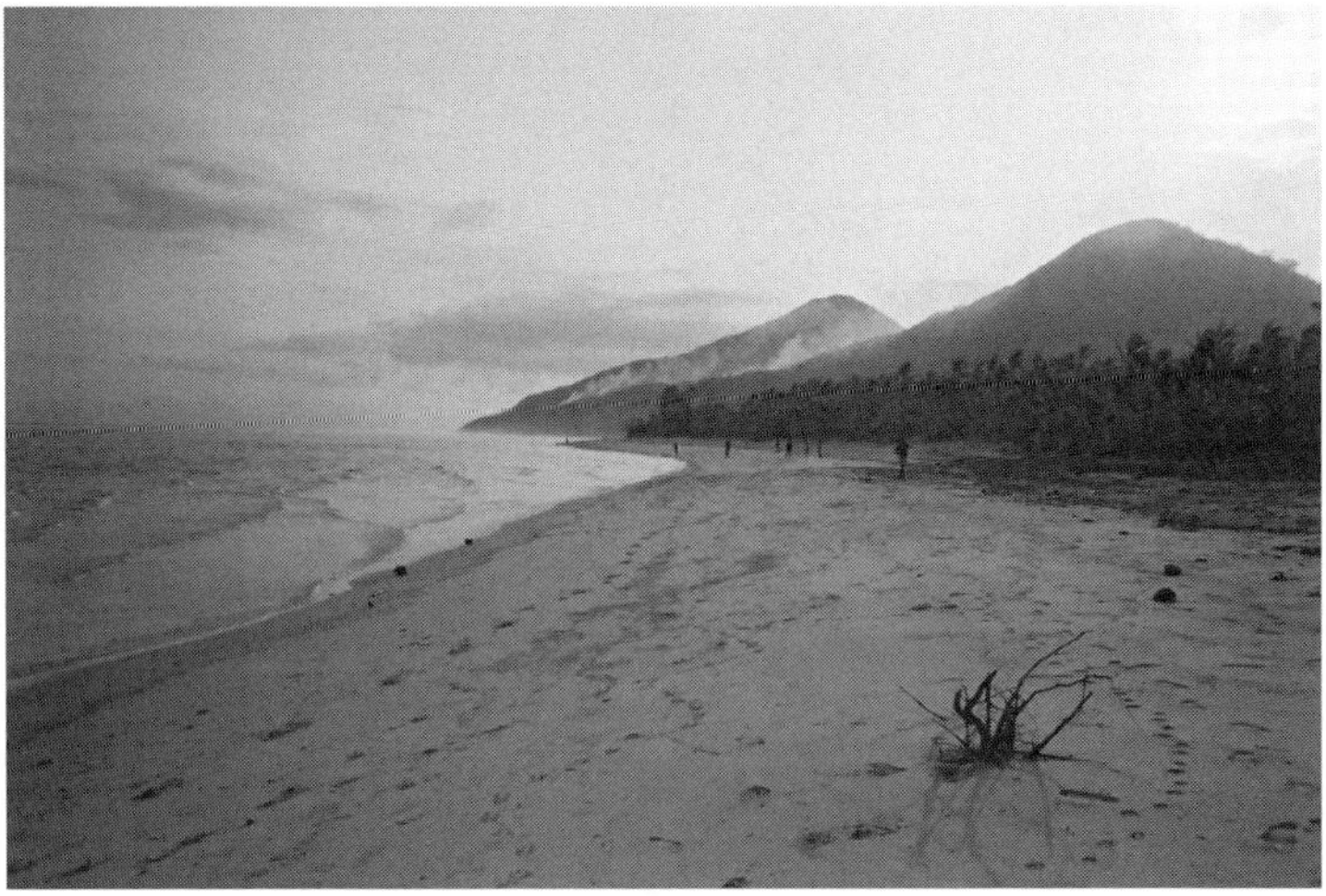

写真13　エマエ島。白砂のビーチと形の良い山からなる美しい島である。エマエ島民の多くはトンゴア島民と同じ在来語を話しており、ほかの伝統文化に関しても共通する要素が非常に多い。1992年1月。

具合が悪くなってしまうのではないか。口ごもっていると彼女は断定するような口調で続けた。

「何か良くないことが起きているに違いない。あなた、エマエ島に行ったのよね？　きっとそのとき何かが起きたのよ」。

下痢に悩まされる直前、たしかにその島に行っていた。蚊帳のプロジェクトによる出張である。エマエ島はエファテ島とトンゴア島の間に位置し（図2、17ページ）、プロペラ機ならばポートヴィラから三十分もかからない。私がエマエに行っていたことも先の友人から聞いていたらしい。わけがわからぬまま口を挟めずにいると、彼女はさらにたたみかけた。

「とにかくエマエに行ったことで病気になってしまったのよ。すぐに診てもらいなさい！　良いわね？」。

セーラの有無をいわさぬ口調に反論する余地もなく、結局、翌日治療師に診てもらうことになった。

ところで、文化人類学のフィールドワークの主な手法の一つに参与観察がある。たんなる観察ならば説明はいらないだろう。しかし、その前に「参与」という語がついている。こちらは観察ほど一般的な言葉ではないので説明が必要かもしれない。

観察というと、対象とするものごとから一定の距離をとり、客観的にそれを把握しようとするという意味合いが強い。これに対して、対象とするものごととの距離を縮め、それに積極的にかかわりながら観察を行うというのが参与観察である。

祭の踊りを例にとってみよう。踊り手たちを常に客観的（傍観者的）な立場から観察するのではなく、自分も実際に踊り手となって踊りながら、踊りそれ自体や踊りが踊られている祭の状況なども観察しようとする。それが参与観察である。そうすることで、たんなる観察だけでは理解することの難しい、踊り手が踊るときに経験する身体的な感覚などに迫ることのできる可能性が開ける。もとより異郷に長期間暮らし、現地語を習得して調査を行うという文化人類学のフィールドワーク自体、現地の生活に積極的に参加することを通じて行われるという点で参与観察といえる。

病気になったときに実際に伝統医療を使うこと（参与）を通じてその観察も行ってみる。そんな伝統医療の参与観察をする機会が、ヴァヌアツの我が姉のちょっと強引な心遣いの結果、期せずして転がり込んできた。

5　伝統医療の参与観察

二月二十七日。セーラは私の家にヴァヌアツ人の初老の夫婦を連れてきた。彼らとはもちろん初対面である。セーラはなかなか治らなかった自分の子どもの下痢も二人のおかげで治ったのだといって、彼らを私に紹介した。

男性の名前はパコア。六十歳の元教師。女性の名前はアリス。五十四歳の主婦。ともにトンゴア島民である。普段は島で暮らしているが、たまたま看護師をしている娘に会うために上京し、シーサイド地区の彼女の家に滞在していたという。後で娘の名前を聞いて驚いた。私の友人だったからだ。世界は狭い。いや、人口規模の小さいヴァヌアツならば珍しいことではない。「友達の友達は皆友達」ではないが、友人の友人が自分の友人だったということはよくあることだったから。しかし、友人のご両親が治療師だったとは！

早速パコアとアリスはビスラマ語で症状のことを尋ねはじめた。それが終わると、今度は最初に症状が現れたときよりも二カ月くらい前まで遡って、日々の出来事を話すよう私に促した。それに応じて話をするなかで、二人からはとくにエマエ島への出張のことを根掘り葉掘り聞かれた。出張したのはいつか、どこに泊まったか、どこでどんな活動をしたか、などなど。出張後、すでに体調

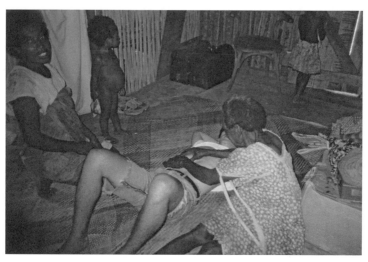

写真14　女性治療師の治療を受ける私。ちなみに、彼女はアリスではなく、トンゴア島でフィールドワークをしているときに出会った別の治療師。下痢と腹痛に見舞われた私の腹部をマッサージしてくれている。トンゴア島エウタ村にて。1995年７月。

不良になっていたにもかかわらず強行したマレクラという別の島への出張の話をしてみても、乗ってこない。セーラと同じように、彼らも端から私がエマエに行ったために病気になったと決めつけてかかっているのではないか。あまりにエマエ出張のことばかり聞かれるのでそんな疑念をもった（後述するように実際そうだった）。

次に私は椅子に座らされた。二人が両脇に立ち、パコアは私の頭、アリスは肩に手をおいた。いわれるままに目をつぶると、二人はナマクラ語で別々に何やら唱えはじめた。後で聞いた話では、病気の原因をキリスト教の神に教えてもらうために捧げる祈りであるとのこと。三分くらい経った後、彼らは唱えるのを止め、セーラも交えて話し込んだ。彼らの話しているナマクラ語はまったくわからなかったが、エマエという語が何度も使われているのだけは聞き取ることができた。

再びいわれるままに目をつぶると、二人は最初のものとは違う文句を別々に唱えはじめた。こちらは病気の原因を取り除くために必要な方法を神に教えてもらうための祈りであるという。こうして二度の祈りが終わった後、パコアが病気について説明してくれた。彼らの祈りに応じて神が示した教示によると、病気の原因はエマエに棲む二人の霊的存在であるとのことだった。二人は兄弟で、人間に病気や死をもたらす存在として、エマエ島民はもとよりトンゴアをはじめとする近隣の島の人々からも恐れられていた。その一方で、彼らはサイクロンの襲来や干ばつの到来を予示してくれる善き存在でもあるという。こうした善悪兼ね備えた両義的な性格をもつ二人は正確には「霊的存在」であり、霊ではないと目されている。なぜなら、彼らの母親は精霊だが、父親は人間であるからだ。

パコアによれば、この「半人半霊」の霊的存在が、出張中に私がその棲処に足を踏み入れたことに怒り、病気をもたらしたのだという。たしかに棲処があるとされる場所の説明を聞いていると、思い当たる節がないわけではなかった。近くの村で蚊帳を配ったとき、作業の合間にぶらついていてその場所のあたりを知らずに通ってしまった可能性は十分ある。いや、それだけではない。その場所は何の変哲もない森のようなところで、知らない者にとってはそこが霊的存在の棲処であることなどわかりようがないらしい。ますます可能性が高い。

その後、パコアとアリスはバッグから薬草の葉を十数枚取り出し、私が準備したコップの水にその汁を搾り入れた。そして、私に飲むよう促した。目の前にあるのは青汁のような何ともいえない緑がかった色の液体。躊躇した。これ飲んだらヤバくないか。そんな雑念を振り払い、断崖から飛び降りるような気持ちで目をつぶって「エイッ！」と一気に飲み干した。二度の祈りのときと違ってこのときは目をつぶる必要などなかったのだが。

飲み干した後、パコアが神に感謝の祈りを捧げた。これはビスラマ語だった。病気の原因とそれを取り除くための方法を教えてくれたことを神に感謝する祈りである。こうして二人による治療は終わった。

二人を連れてきたセーラは満足そうだった。彼女はパコアが病気の説明をしたとき「やっぱり！」という表情をしていた。私がエマエに行ったことを聞いたときから、件の霊的存在の仕業ではないかと疑っていたのである。

しかし、こちらは釈然としない気分だった。気になったことがいくつもあったからだ。その一つが、二人が病気の原因を取り除くための方法を神に教えてもらうために祈った後、すぐさまバッグから薬草を取り出したことである。事前に準備してもってきているくらいだから、私に会う前から原因についても、それを取り除くための方法についても、あらかじめわかっていたのではないか。とすると、私の家でそれらのことを教えてもらうために、あらためて神様にお祈りする必要などなかったのではないか。治療の後、雑談しているときに不躾にならぬよう言葉を選びつつ、そんな疑問を二人にぶつけてみた。

彼らは私のツッコミに動じる素振りなど微塵もみせず、「あなたの家にくる前から、病気がエマエの霊的存在によって引き起こされたものではないかと思っていた」と応じた。二人は治療の日の朝、セーラが彼らのもとを訪ね、私の病気の治療を依頼してくるまで私のことなどまったく知らなかった。しかし、その前夜に次のような出来事が起きたという。

娘の家で就寝中、何かで戸をたたく音がした後、誰かが入ってきた気配がした。けれどもそこには誰もいない。彼らはすぐにピンときた。「エマエの二人に違いない」と。この二人によって病気にされてしまった者を治療しようとするときには、たいていその前に、邪魔をしようとして二人がパコアたちのところに現れるからである。だから、翌朝セーラが訪ねてきて私の話をしたとき、すぐに「病気の原因は二人ではないか」と思ったという。それがたしかであった場合のことを考え、薬草も適切なものを選んできたらしい。神への最初の二度の祈りは、そうした事前の予想をたしかめるために欠かせないものであるとのことだった。

気になることはほかにもあった。神様はパコアたちの祈りに応えて、どのように病気の原因やそれを取り除くための方法をお示しになるのだろうか。「質問の多い鬱陶しい患者だ！」と思われたかもしれない。それでも、かつて教師をしていたパコアは生徒を教えるように懇切丁寧に質問に答えてくれた。

何でも、祈っている最中、彼らの眼前に病気の原因やそれに対処するための方法などが、テレビの画像のように立ち現れるのだという。たとえば原因がエマエの霊的存在ならばその姿などが、また病気の症状が下痢ならばそれに効く薬草や生えている場所などが、目をつぶって祈っている彼らの眼前にみえてくるという。これを彼らはビジョンと呼んでいた。このビジョンこそ神が教示してくれるものであり、それをみて彼らは病気に対処するのである。

ひとしきり私から質問攻めにあった後、二人は帰って行った。二日後、私を悩ませ続けていた症状はすべて治まっていた。

第四章　村に移り住む

1　次の機会

私が快復したのをみてセーラは喜んでいた。そして、パコアとアリスの腕のたしかさがあらためてわかったと感心していた。今でも思い出話になると、彼女はしばしばこのときの話をする。もはや語り草だ。そんなときも嬉しそうな顔をしながら、「あのときは大変だったよね。でも治って本当に良かったわ」などと振り返る。

しかし、そんなセーラにもパコアたちにも非常に申し訳ないが、私は彼らの治療で病気が治ったとは考えていなかった。症状が治療の二日後に消えたことはたしかだ。けれども、体調はすでに治療前から快復基調にあったので、治療を受けたこととその二日後に症状が消えたことは、たまたまタイミングが一致しただけではないかと思っている。ただ、実際に身をもって伝統医療の治療を経験したことで、それに対する関心がぐっと高まったことは疑いない。

それに、私が伝統医療を使うに至ったプロセスが、前の章で取り上げた災因調査で把握できた傾向と一致しているのもおもしろいことだった。災因調査の対象となったシーサイド地区などの人々は、症状が現れるとまず病院などの近代医療を使って対処しようとしていた。しかし、それにもかかわらず症状が続いたり、逆に悪くなったりすると、近代医療では対処することのできない霊や邪術などがかかわっているのではないかと考え、伝統医療の治療師などを訪ねていた。

私の場合もまたしかり。はじめに手持ちの整腸剤を利用し、次にフランス人医師を訪ねた。しかし、すぐには良くならず、エマエ島の霊的存在の関与を疑ったセーラの強い勧めでパコアとアリスに診てもらった。その結果、セーラの予想通りこの霊的存在が病気の原因であることが判明した。

そんなわけで、この出来事の後、人々のマラリア観について調べている間も、人々の間で伝統医療が積極的に使われていることへの関心は消えなかった。そして、万一次の機会があれば、そのことについて本格的なフィールドワークをしてみたいと思った。人々の側の病気への対応の仕方や医療利用のあり方などを、人々目線で掘り下げて理解しようとするそうした試みは、マラリア対策をはじめ、住民参加を前提とした医療協力の活動を実のあるものにして行くうえでも不可欠なはずである。そのような国際協力の実践とも結びつき得るフィールドワークをしっかりやってみたいと思いつつ、ヴァヌアツを後にした。

「次の機会」はあった。それも意外とすぐにやってきた。

一九九三年の四月に帰国し、修士課程に復学した私は就職活動に勤しんだ。学部生の頃から抱いていた「国際協力の仕事に就きたい、国連などの国際機関で働いてみたい」という思いが、隊員を経験したことで一層強くなった。だから国際協力関係の仕事に的を絞った。しかし、結果は惨敗。

どこもダメだった。折しもバブルがはじけ、就職戦線は熾烈になっていた。そこにバブル気分をひきずったまま（隊員として派遣されたときは未だバブルの最中だった）、何の準備もせずに四月に帰国して「参戦」し、数カ月で勝ち抜こうなど、虫が良すぎるにもほどがある。当然、夏休みが終わっても就職先はみつからなかった。

焦った。隊員のときに二年間休学しているので、もう大学院を休学することはできない。このままだと修士課程を修了しても路頭に迷ってしまう。どうしよう。切羽詰まって指導教官に相談した結果、博士課程への進学が選択肢として浮上した。修士課程で大学院を「退院」し、社会に出ようと考えていたのに、「入院生活」を続けなければならないのは気が重い。しかし、そんな悠長なことをいっている場合ではなかった。ほかに選択肢は浮かばないし、だいいち博士課程にしたって入試があり、「再入院」できる保障などどこにもない。また、国際機関で専門家として働くためには博士の学位をもっていた方が良いとの話も耳にしていた。

いささか消極的な選択だったが、そのような次第で博士課程を受験し、何とか滑り込むことができた。ひとまず当面は路頭に迷わずに済んだ。とはいえ、博士課程に入ったからには、そして国際機関の専門家の職を得るには学位をとらねばならない。でなければ今度こそ路頭に迷ってしまう。

学位をとるには博士論文を書く必要がある。テーマはどうするか。「再入院」先として選んだのは文化人類学の博士課程だった。となると、テーマも文化人類学的なものにする必要がある。迷いなく、隊員のときから関心のあったヴァヌアツの伝統医療に決めた。より具体的にいうと、なぜ人々の間で伝統医療が積極的に使われているのか、その背景について調べ、博士論文としてまとめようと考えたのである。ただ、論文をまとめるためには先立つデータが必要であり、データを集めるためにはフィールドワークをしなければならない。

こうして「次の機会」はめぐってきた。任期が終わって帰国した年の翌年、一九九四年の七月に再びポートヴィラに舞い戻った。ただ、このときのヴァヌアツ滞在は二カ月ほど。本格的なフィールドワークではなく、その準備のための予備調査が目的だった。本格的なフィールドワークをはじめたのは翌一九九五年の四月からである。

予備調査ではまず、そもそもヴァヌアツで長期のフィールドワークができるのか、情報を集める必要があった。なぜなら、ヴァヌアツでは一九八五年以降、政府の方針によって外国人研究者による文化人類学や考古学、言語学といった人文社会科学の調査が厳しく制限されていたからである。それ以前に調査をしていた研究者の一部には短期の調査を行うことが許されたものの、新顔の研究者が数カ月以上のフィールドワークをするのはほぼ不可能だった。そうした方針を政府が打ち出した理由は、ヴァヌアツの社会や文化の調査は当事者であるヴァヌアツの人々によって行われるべきであるとの主張や、調査によって利益を得るのは外国人研究者だけで、その対象となったヴァヌアツの人々には何の利益ももたらされていないという強い不信感が、政府関係者のなかにあったからであるとされる。

ところが、ポートヴィラに舞い戻った一九九四年になって政府は制限をなくすことを決めた。何

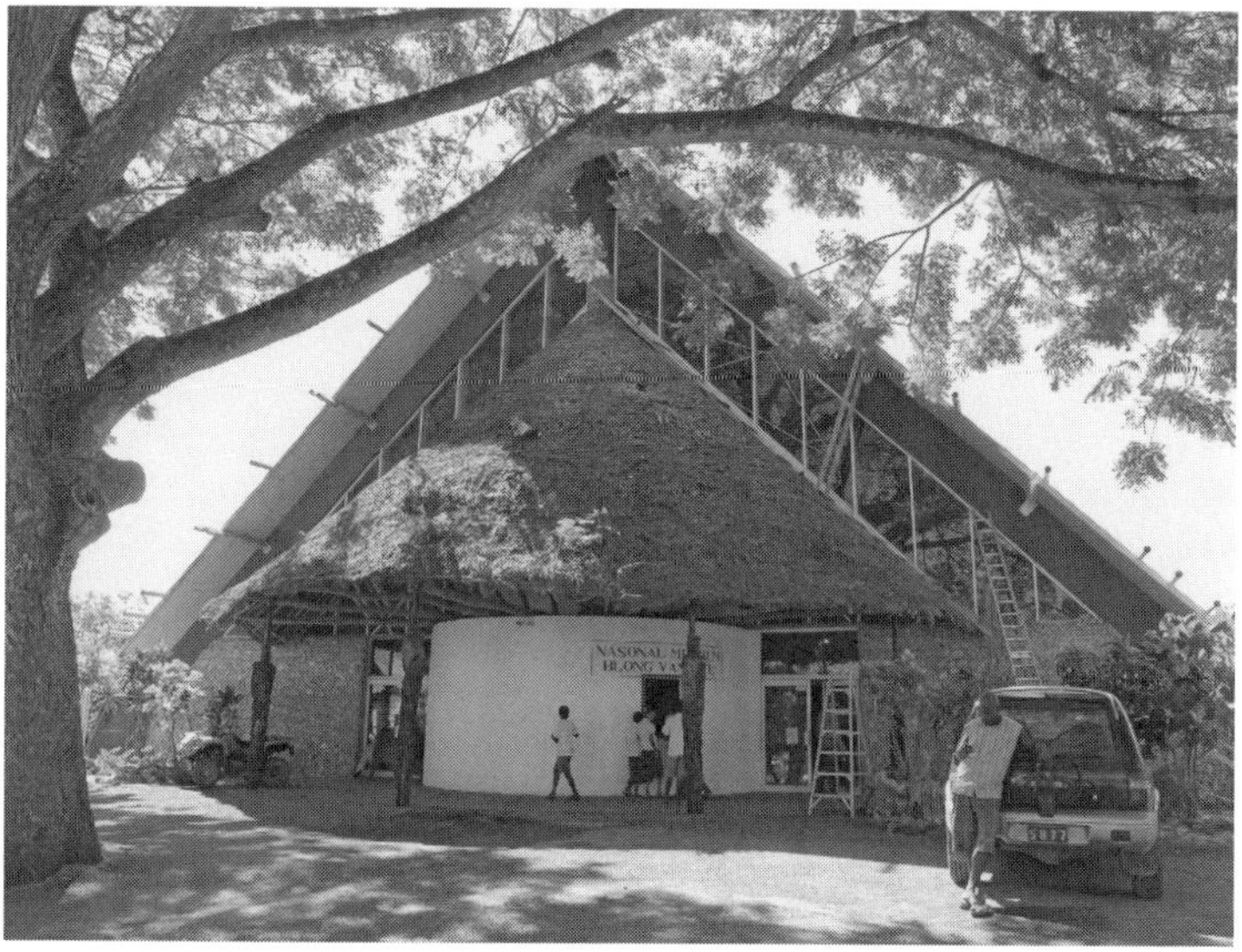

写真15　ヴァヌアツ国立博物館。展示場は一つだけだが、国内各地の伝統的な生活用具や儀礼用具のほか、遺跡からの出土品なども展示されており、見応えがある。この建物の２階にヴァヌアツ文化センターのオフィスがある。2013年８月。

というタイミング！　これで晴れて長期のフィールドワークができる。しかし、喜んでばかりもいられない。フィールドワークをするには、人文社会科学の調査を管轄するヴァヌアツ文化センターという政府機関に調査計画書を提出し、調査許可を得るための審査を受けねばならない。また、審査にパスするには、制限が撤廃されるにあたって設けられた調査に関する指針を十分踏まえて調査計画書をつくる必要がある。指針を無視して計画書をつくれば審査にパスしないことは目にみえている。

指針では、調査が研究者の一方的な研究上の関心に基づくものではなく、研究者はもとより、調査の対象となる個人や人々、コミュニティ、チーフ（伝統的なリーダー、追って詳しく触れる）、地方自治体、政府などの参加する共同事業として行われる必要があることが強調されていた。調査を個人から政府に至るさまざまなレベルのヴァヌアツの人々にも開かれ、メリットのあるものにすることを求めているのである。自分のフィールドワークについても同じような方向で考え、調査計画書をつくらねばならない。さぁ、どうしよう。

2　事前準備

いちばん良さそうに思えたのは、ヴァヌアツ側にパートナーをみつけ、共同でフィールドワークをすることだった。しかし、自分の関心のあるテーマではパートナーになりそうな人物やグループが思い浮かばない。ヴァヌアツ文化センターの中心スタッフに相談してみた。私がマラリア対策にかかわっていたことを知っていた彼は、「隊員のときにしていたようなことをフィールドワークのときにも並行してやったら良いのでは」と助言してくれた。

とにかく問題なのは研究者が好き勝手にフィールドワークをし、自分だけ利益を得ることである。調査が解禁されるにあたって指針が設けられたのも、そうした問題が起きないようにするためだった。至極もっともな話である。そんな問題のある調査は「知的収奪」のようなもので、ヴァヌアツであろうとなかろうと許されるものではない。自分のフィールドワークを直接人々にも開かれ、メリットのあるものにすることができなくとも、フィールドワークのときに人々の側に貢献するようなことを何かしらするよう努めねばならない。

そのためにできそうなことをあらためて考えてみると、選択肢が非常にかぎられているなかで、マラリア対策の活動にかかわることはたしかに現実味があった。実際に人々に利益をもたらすものになるか、はなはだ心許ないけれども、伝統医療と同じく医療に関することなので、フィールドワークのテーマとかけ離れているわけでもない。もとより調査計画書の提出先であるヴァヌアツ文化センターの中心スタッフが助言してくれたことでもある。というわけで、調査計画書には、フィールドワークの終了後、ヴァヌアツ側の関係者や機関にレポートなどを提出することで調査成果の還元に努めることはもちろん、フィールドワークの対象地でマラリア対策課が行っている活動にボランティアとしてかかわり、その支援をすることも書き込んだ。

さて、次はフィールドワークの対象地、フィールドを決めねばならない。しかし、テーマと同じくこちらもためらいなくすぐに決めた。トンゴア島だ。この島の出身者が友人のなかにたくさんいたことが最大の理由である。セーラをはじめシーサイドの人々はもちろんのこと、隊員のときに職場以外でできたはじめての友人たちも、奇しくもそのほとんどがトンゴア島民だった。彼ら彼女らはポートヴィラで暮らしているが、親や兄弟姉妹をはじめ家族が誰かしら島にいる。そうした家族や親族を紹介してもらえれば、フィールドワークを進めるうえで不可欠なフィールドの人々との信頼関係もスムーズに築くことができそうに思えた。

一方、トンゴアのどの村に滞在するかを決めるにあたっては迷った。友人たちの故郷の村が一つではなく、いくつかの村にわかれていたからである。隊員時代にトンゴアに出張したとき、どの村にも立ち寄ったことがあり、雰囲気は何となく把握していた。どこも魅力的に思えた。しかし、迷った末に島の東端に位置するイタクマ村に決めた。

いちばんの決め手は居候させてもらえる家があったからだった。トンゴアは観光地ではないので宿泊施設もない。加えて、友人たちの出身村には一人で長期間住めそうな空き家がなく、村のかたわらでずっとテント生活を続けるのも、何だか自分から村人たちとの間に精神的な距離をつくっているような感じがして気がひけた。イタクマはセーラの故郷の村で彼女の父親が暮らしていた。ただ、居候先に決めたのは彼の家ではない。彼は妹（セーラのオバ）や孫たちなどと大勢で暮らしており、私が転がり込めるスペースはなかった。

居候させてもらえることになったのは、ヴァヌアツ協力隊事務所のスタッフだったヘレンの夫の両親の家である。協力隊事務所のスタッフだったことから、彼女は隊員時代にポートヴィラに到着してはじめて顔をあわせたヴァヌアツ人で、友人のなかではいちばんつきあいが古い。とくに友人が少なかった頃は、事務所に顔を出したときに話相手になってくれたり、生活のことなどで困ったことがあると親身に相談に乗ってくれたりする頼りになる存在だった。彼女自身はトンゴア島民ではないが、夫がイタクマの出身で、彼女の話では彼の実家は大きいのでスペースの問題はないだろうとのことだった。そこで早速、イタクマにいる夫の両親に連絡してもらったところ、ほどなくして「きてくれても構わない」との有難い返事を頂戴した。こうしてイタクマに住むことが決まった。

ただし、ヘレンの義理の両親の家に住まわせてもらうことにしたのは、そのためのスペースがあったからだけではない。彼女の義父が村のチーフだったことも理由の一つである。チーフはヴァヌアツのどの村にも必ず一人はいる伝統的なリーダーで、村のさまざまなことを取り仕切り、伝統文化の中心的な担い手でもある。さらに、ヘレンの義父はたんに一つの村を率いるチーフというだけにとどまらず、伝統文化に対する造詣の深さやリーダシップの強さなどから、国内各地のチーフたちの代表者による協議会のメンバーを長く務め、独立のときに国名をヴァヌアツに定めた国名制定委員会にも加わっていたような存在だった。彼のことは、独立の翌年に出版された各界の著名人を取り上げた本でも紹介されている。そんな彼と生活をともにすれば、トンゴア島民の伝統文化について深く学べる機会も多々あるだろう。

ヘレンの義理の両親の家に決めたもう一つの理由は、彼女の義母が伝統医療の治療師だったことである。フィールドワークのテーマを考えるとこれは見逃せないポイントだった。治療師の彼女と一緒にいれば自ずといろいろな話が聞けるだろうし、治療の様子などもつぶさに観察することができるだろう。いや、たんなる観察だけにとどまらず、彼女に弟子入りして治療師の世界を参与観察することもできるかもしれない。

調査計画書を提出するときには、あらかじめ調査対象地のチーフからフィールドワークに関する合意を得ておく必要があった。居候先をチーフの家にしたことはこの点でも良かった。ことをスムーズに進められたからである。ヘレンに居候の打診をしてもらうときにその目的、つまりイタクマを拠点に伝統医療に関するフィールドワークをしようと考えていることも併せて伝えてもらい、居候の件ともども同意を得ることができた。かくしてフィールドワークをはじめる目途は立った。

3　イタクマ村へ

一九九五年四月、私はみたびバウアーフィールド国際空港に下り立った。そして、準備してきた調査計画書をヴァヌアツ文化センターに提出すると、トンゴア島へとむかった。

フィールドワークの期間は一九九六年四月までの一年の予定だった。ヴァヌアツには最長四カ月間、ビザ無しで滞在できる。その場合、ポートヴィラの入国管理局で一カ月ごとに延長手続きをしなければならない。ただ、計画書の審査の結果、調査許可が下りれば、すぐにフィールドワーク期間分の調査ビザも入国管理局から出るとのことだった。そのため、まずはビザ無しで滞在し、調査許可が下り次第、調査ビザに切り替えてそのまま滞在を続けるつもりだった。

しかし、そう易々とは行かないものである。予備調査のときにヴァヌアツ文化センターのスタッフの助言を受けてしっかり準備した甲斐あって、提出した計画書にはクレームもつかず調査許可は無事に下りた。ところが、である。文化センターから入国管理局にそのことがすぐに通知されたらしいのだが、調査ビザが出ず、いつ出るかもわからないというのだ。ビザ無しで滞在できるのは四

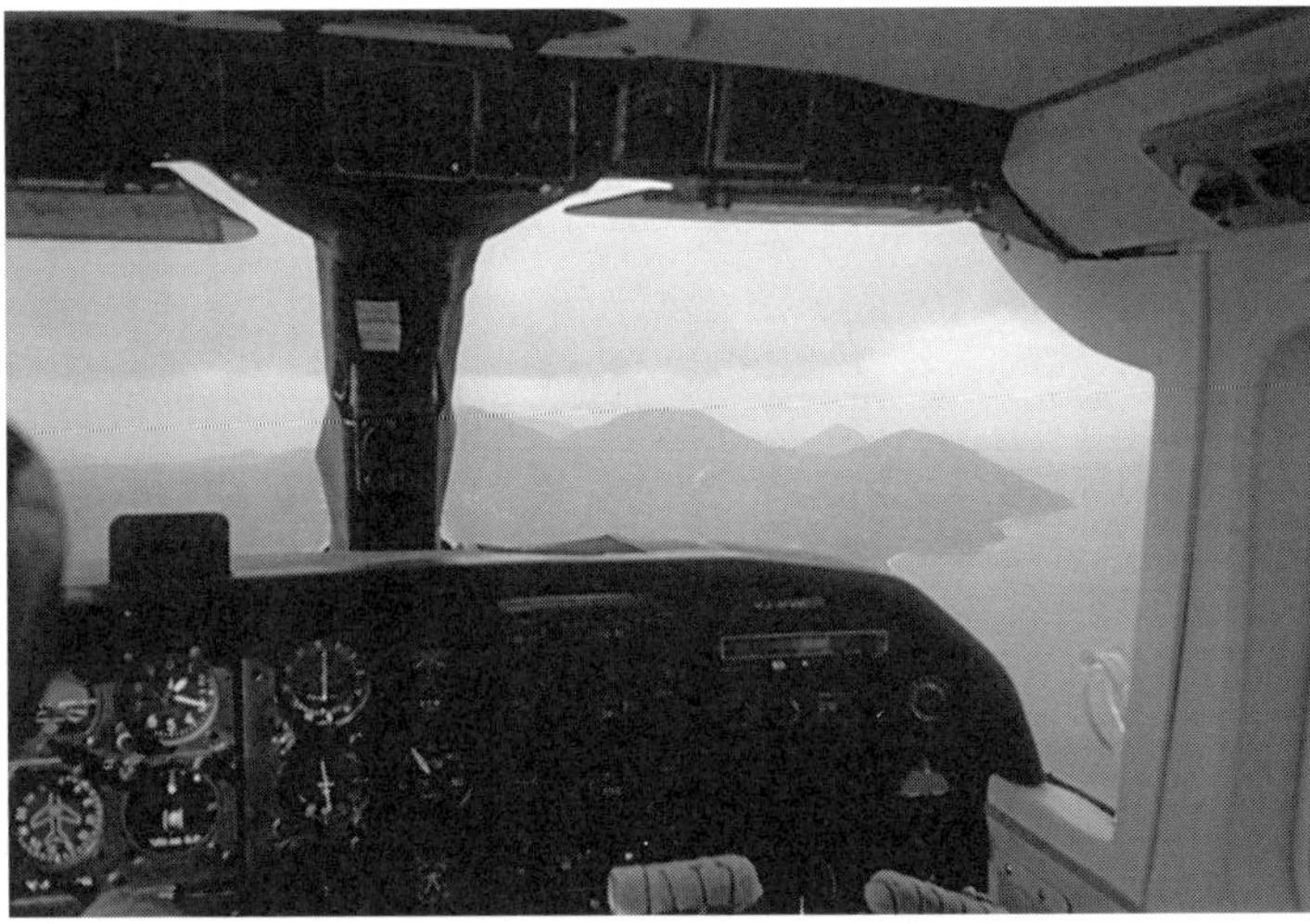

写真16　プロペラ機のフロントガラスの向こうにトンゴアの山並みがみえる。副操縦士席のすぐ後ろの席から撮影。副操縦士はおらず、左側に操縦士が座っている。右から二つ目の山（マヒラコム山）の麓にイタクマ村がある。1995年10月。

カ月までだから、その後はいったん出国しなければならない。仕方がないのでそれならば一時帰国しようと思い、日本往復分の航空券を購入した。貧乏院生には予想外の痛すぎる出費である。ところが、何と一時帰国する二週間ほど前になって調査ビザが出たのである！　しかし、ときすでに遅し。航空券のキャンセル料がかかることもあり、結局帰国する羽目になった。

けれども、八人乗りの小さな双発プロペラ機に乗り込み、バウアーフィールド空港からトンゴアを目指したときには、そんなハプニングが待ち受けているとは知らなかった。プロペラ機は風にもてあそばれるかのようにユラユラガクガク揺れながらエファテ島を縦断し、海上に出ると、エファテの北約八十キロメートルに浮かぶトンゴアへと進んで行く（図2、17ページ）。眼下には例のエマエ島をはじめ、エファテからトンゴアにかけて南北に点在する小さな島々が現れては消えて行った。

やがて前方に低い山が連なる島がみえてきた。トンゴアだ。島の大きさは四十二平方キロメートル。伊豆諸島の三宅島よりも少し小さいくらい。ヴァヌアツの島々のなかでも小さい方である。島には十四の村があり、島全体の人口は当時約二四〇〇人だった（図4）。

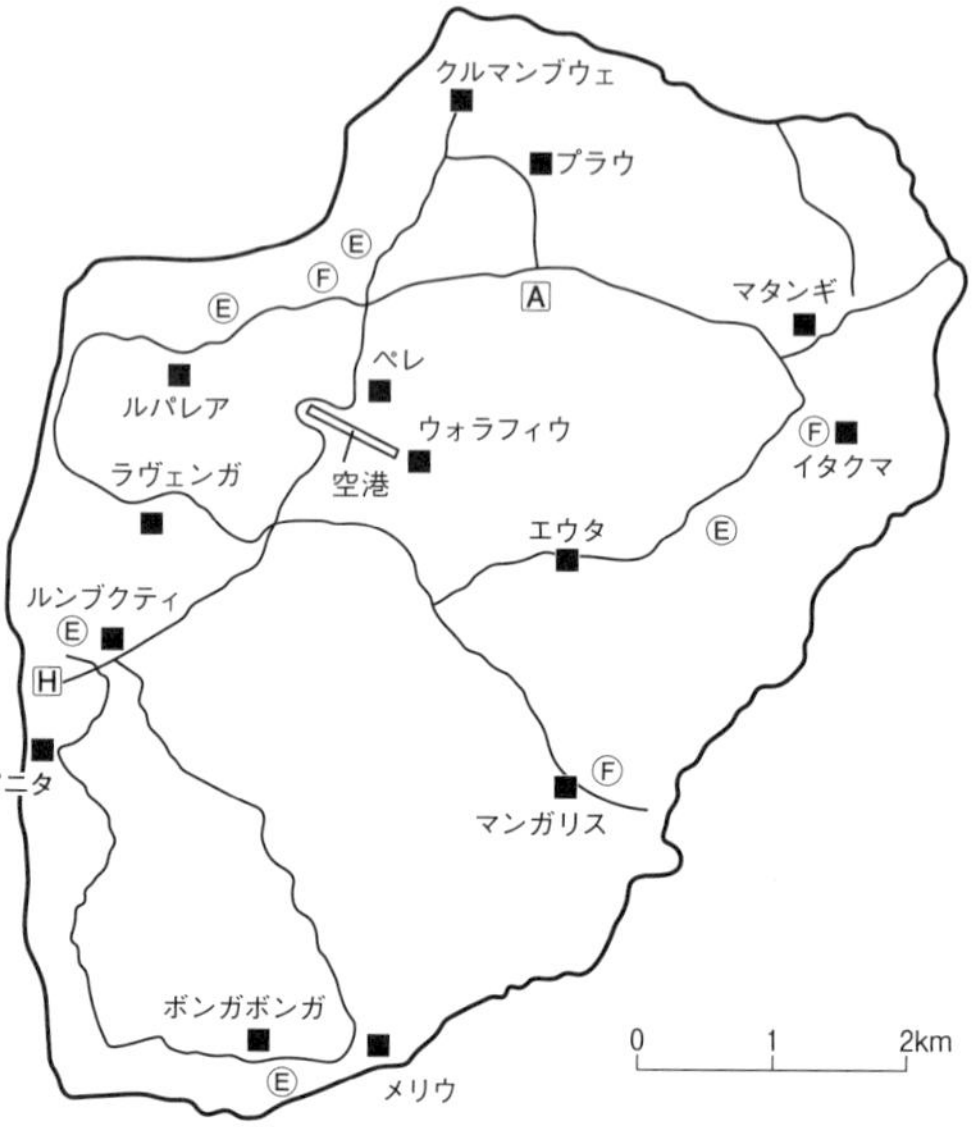

■：村、Ⓔ：小学校（英語が教育言語）、Ⓕ：小学校（フランス語が教育言語）
Ⓗ：保健所、Ⓐ：エイドポスト

図4　トンゴア島地図

近づくにつれて飛行機は高度を下げ、着陸態勢に入った。海岸には南の島のイメージにありがちな白い砂浜はみあたらず、黒っぽい石で覆われていたり、ゴツゴツした岩場が続いていたりするところが多い。それもそのはず、標高四百メートルほどの山々からなる起伏に富んだトンゴアは、火山活動によってできた島なのである。その北東沖には活動中の海底火山があり、近くの海岸からは

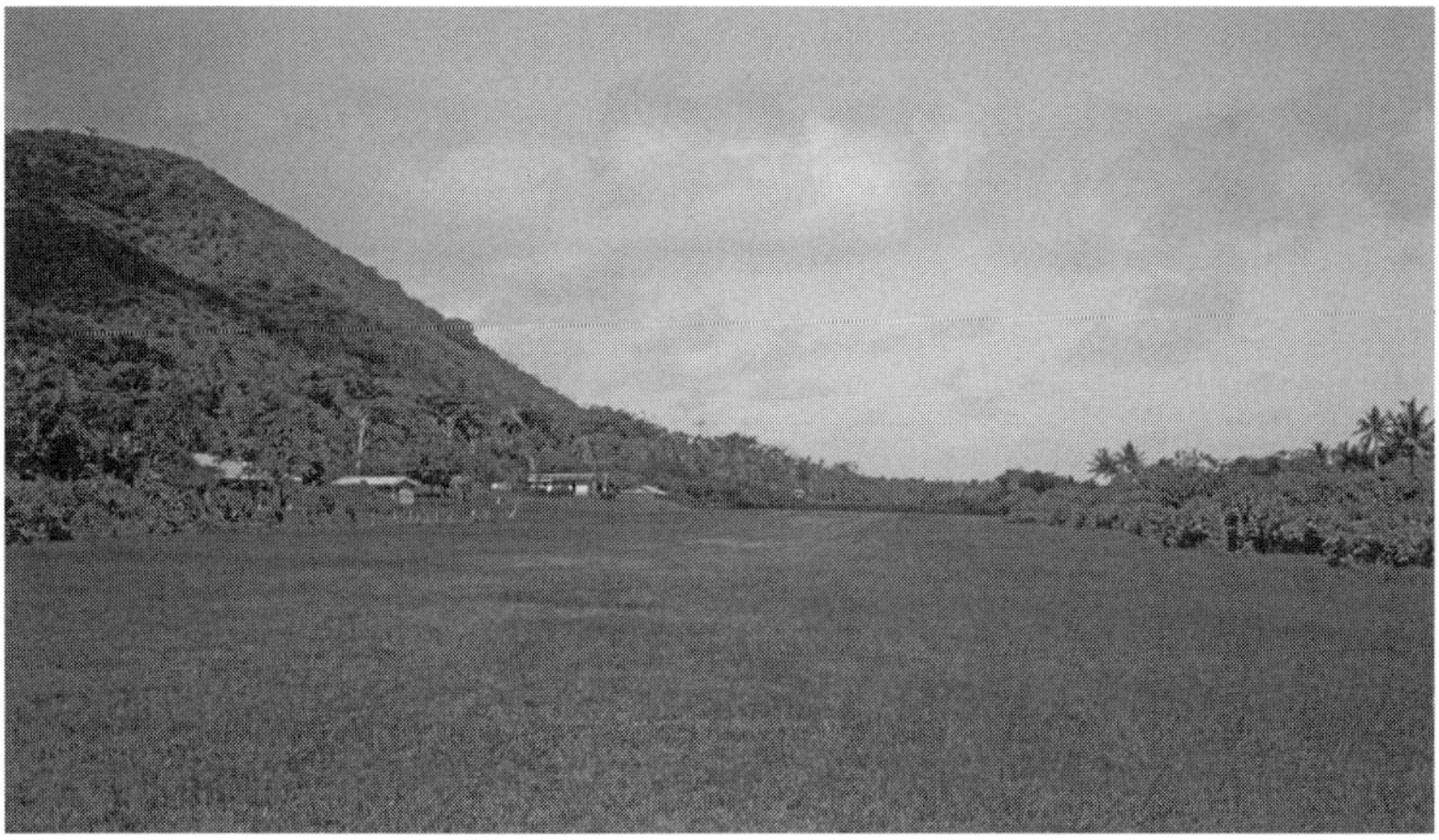

写真17　トンゴアの空港の滑走路。手入れをしないと雑草が生い茂るので、草刈機で定期的に刈らねばならない。小さくみえている二つの建物のうち、右側が搭乗手続きや荷物を計量するための建物。1995年10月。

周辺の海水が変色しているのが遠望できる。

ほどなくして飛行機は島の上空に進入した。下には村がみえている。「どの村だろう」などとぼんやり考えているうちにドスンという衝撃がして空港に着陸した。ヴァヌアツの多くの地方空港と同じくトンゴアの空港も滑走路が舗装されていない。ゴルフ場のフェアウェイのような草地である。週に三度しか飛行機がこないので、いつもは近くの村人たちがニワトリなどの家畜を放している。家畜の放牧場がメインの飛行場とは何とも牧歌的だ。雨が降るとぬかるんで離着陸ができなくなり、雨季にはフライトがよくキャンセルになる。実際、私も本当は二日前の便を利用するはずだったが、雨で空港が閉鎖されてしまったため予定変更を余儀なくされていた。

飛行機は滑走路の端の粗末な小屋のような建物に近づいて停まった。建物は搭乗手続きや荷物の計量をするためのもので、そのほかに空港関係の建物はなく管制塔もない。建物のなかにはカウンターと荷物を保管するスペースがあるだけ。待合室などもないため、建物のまわりの屋外には出迎えの人々や折り返しポートヴィラに戻る飛行機に乗る客たち、見送りの人々がたむろしている。

建物の近くには四輪駆動のピックアップトラックが二、三台停まっている。島には車が全部で十台くらいしかなかった。滑走路と同じく島の道はどこも未舗装で、しかもかなりの悪路であることが多い。そのため、車のほとんどは四駆のピックアップで日本車だった。故障が少ないと評判の日本車は人気が高かった。

空港にはヘレンの夫の弟トムが出迎えにきてくれていた。握手をし、ビスラマ語で挨拶を交わした後、建物の近くに停まっていたピックアップの一つに便乗し、イタクマにむかう。道が島の内陸を通っているため、荷物と一緒に荷台に乗った私の視界に入るのは林ばかり。海はみえず、通りがかる村もない。島のほぼ中央に位置する空港はまわりを山に囲まれ、標高が高い。これに対して、イタクマは空港に比べて海に近いところにあり、標高も低い。ピックアップがガタガタ揺れながら進んで行く道も、上り下りを繰り返しつつ全体としては緩やかに下っているようだった。

二十分くらい経った頃だろうか。林が開け、右手に白い長屋のような建物がみえてきた。小学校である。正面にはマヒラコムという名前の小高い山がみえている。小学校をすぎると右手にイタクマの家々がみえてきた。そのあたりから道はマヒラコム山にむかって緩やかな上り坂になった。

ピックアップは坂を上って行った後、道が「ト」の字のように右側に直角に分岐している三叉路の、左手にある家の前で停まった。

赤い屋根と緑の壁のコントラストが目をひく大きな家から、ヘレンの義父ブブと義母タータ、トムの妻レイカリエがニコニコしながら出てきた。ブブは七十歳代で、その小太りな姿を目にしたとき はなぜか有名なコメディアンだった坂上二郎を思い出した。若い頃にしばらく船員をした後、トンゴアに戻って教師をしていたという。ブブと同じく七十歳代のタータは、ブブと背丈が同じくらいにみえたから女性としては背が高い方だったかもしれない。二人の次男のトムは三十歳代で、ブブに似て背は低いががっしりした体つき。性格は快活なブブよりも物静かなタータに似ていた。教師になってポートヴィラにいる兄（ヘレンの夫）とは対照的に、エファテ島の中学校を卒業した後は基本的に村で暮らしている。その妻レイカリエは私と同じく二十歳代。大きな声でよく笑う明るい女性だった。

トム夫妻の家はブブ夫妻の家と同じ敷地のなかにある。そのため、フィールドワークの間、ブブ夫妻だけでなく彼らとも一緒にすごすことになった。四人とは初対面だったので、トンゴアに着くまで「どんな人たちなんだろう。これから一年、一緒にやって行けるだろうか」などと考えたりして緊張気味だった。しかし、イタクマまでの道中、ピックアップの荷台でトムと雑談しているうちにいつしか緊張もほぐれていた。さぁ、いよいよ本格的なフィールドワークのスタートだ。

4　説明会

すでに触れたようにイタクマはトンゴアの東端にある。と書くと、海岸沿いにあるように思われるかもしれないが、そうではない。海岸線は村の北東の方から東側をまわって南の方へと延びている。しかし、村の北側にはマタンギという別の村があり、海岸はそのさらにむこう側にある。また、村の東側から南側にかけてはマヒラコム山が鎮座している。このため、イタクマから海を見晴らすことはできない。

イタクマの家々は、村の入り口の小学校をすぎたあたりからマヒラコムにむかって上って行く坂道に沿って、山裾の斜面に点在している。かつては家屋の壁は木材や竹、屋根はヤシの一種であるサゴヤシの葉でつくられていた。すべて島で入手できる地元の素材である。しかし、私がフィールドワークを行った頃にはそうした伝統的な家屋は少なくなり、トタンやコンクリートを用いた家屋の方が多くなっていた。もっともトンゴアのほかの村に比べるとイタクマは伝統的な家屋の割合が高い方だった。そのことはほかの村の人々の間でも知られており、それを引きあいに出しつつ、「イタクマは遅れている」と揶揄する者もいれば、逆に「伝統が残っていて良い」と褒める者もいた。

それぞれの家の敷地はかなり広い。測ってないので正確にはわからないが、ブブの家をはじめとして、日本ならば豪邸といえるような敷地の広い家も珍しくなかった。そのことを村人たちに何度か話したことがある。「俺たちは全然金持ちじゃないけどな」と苦笑するばかりだったが。どの家も敷地いっぱいに家屋が建てられてはいない。また、敷地と敷地の間には垣根代わりにハイビスカスが植えられていたりするものの、家屋のまわりには木や花もあまり植えられていない。そのため、敷地が余計に広々としてみえた。

個々の家がそんな感じなので、必然的に村のなかも家屋が密集していない。マヒラコム山にむかって上って行く坂道の下の方から仰ぎみると、ポツポツと点在するそうした家屋のいくつかが、木々の緑に覆われた山の懐に抱かれているようにもみえた。里山に囲まれた日本の農村の風景にちょっと似ていなくもないその風景が私は好きだった。夕方、空港からの道を村へと帰って行くときなどに、小学校のあたりから視線を上げると、夕餉の準備で使われる薪の煙が霞のようにたなびき、そのむこうに西日に照らされたマヒラコムと夕焼けに染まった空がみえる。なんだかほっとしたものだ。

空港からの道は山裾の斜面を上った後、「ト」の字状の三叉路に出る。そのマヒラコムにむかって左手にブブの家がある。一方、三叉路の右手、つまり道が直角に分岐している方のマヒラコムにむかって手前側には長老派の教会が建っている。ただ、はじめて目にしたときにはそれが教会であるとはまったく気づかなかった。島の伝統的な家屋に使われているものと同じ素材でつくられた、ごく平凡な平屋だったからである。屋根には十字架も掲げられておらず、目印になるものといえば、

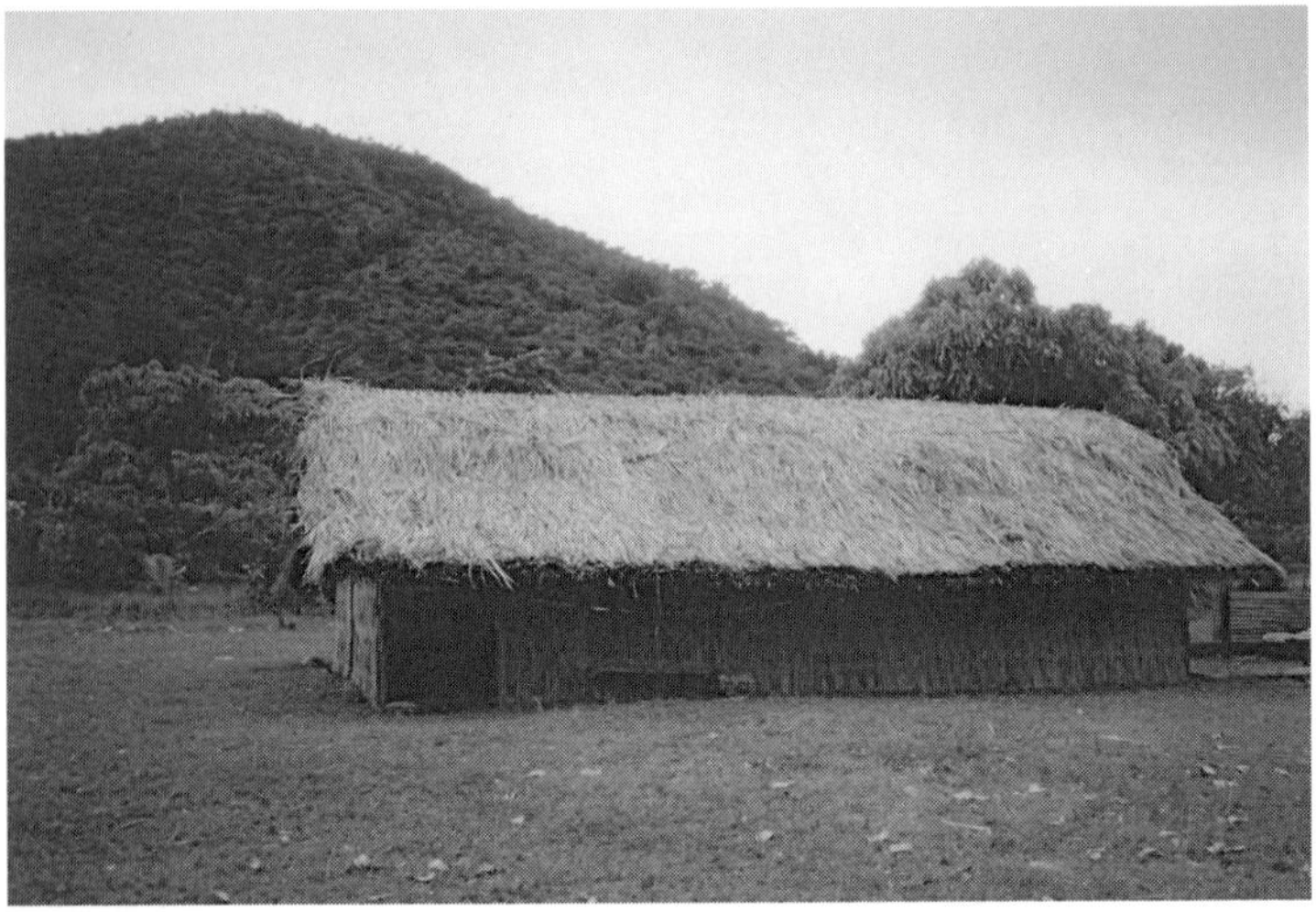

写真18　イタクマの長老派の教会。島で入手できる伝統的な建材でつくられているが、三角屋根からもわかるように建物のスタイルは洋風である。サイクロン襲来時には強風で屋根が吹き飛ばされることも。後ろはマヒラコム山。1995年10月。

かたわらの木に吊り下げられた年代物の錆びたガスボンベだけだった。日曜日の礼拝のときなどに鐘の代わりに打ち鳴らし、礼拝の開始を村人に知らせるのである。

長老派はトンゴアで最初にキリスト教の布教活動をはじめた教派である。ノルウェー人の宣教師が来島して活動を開始したのが一八七九年。その結果、二十世紀前半までには全島民が長老派の信徒となった。その後、他教派の信徒となる人々も出てくるが、マジョリティは依然として長老派で、フィールドワーク当時イタクマで暮らしていた人々もほぼ全員がその信徒だった。また、村にある教会も長老派のものだけだった。

教会から斜面を少し下ったところには、

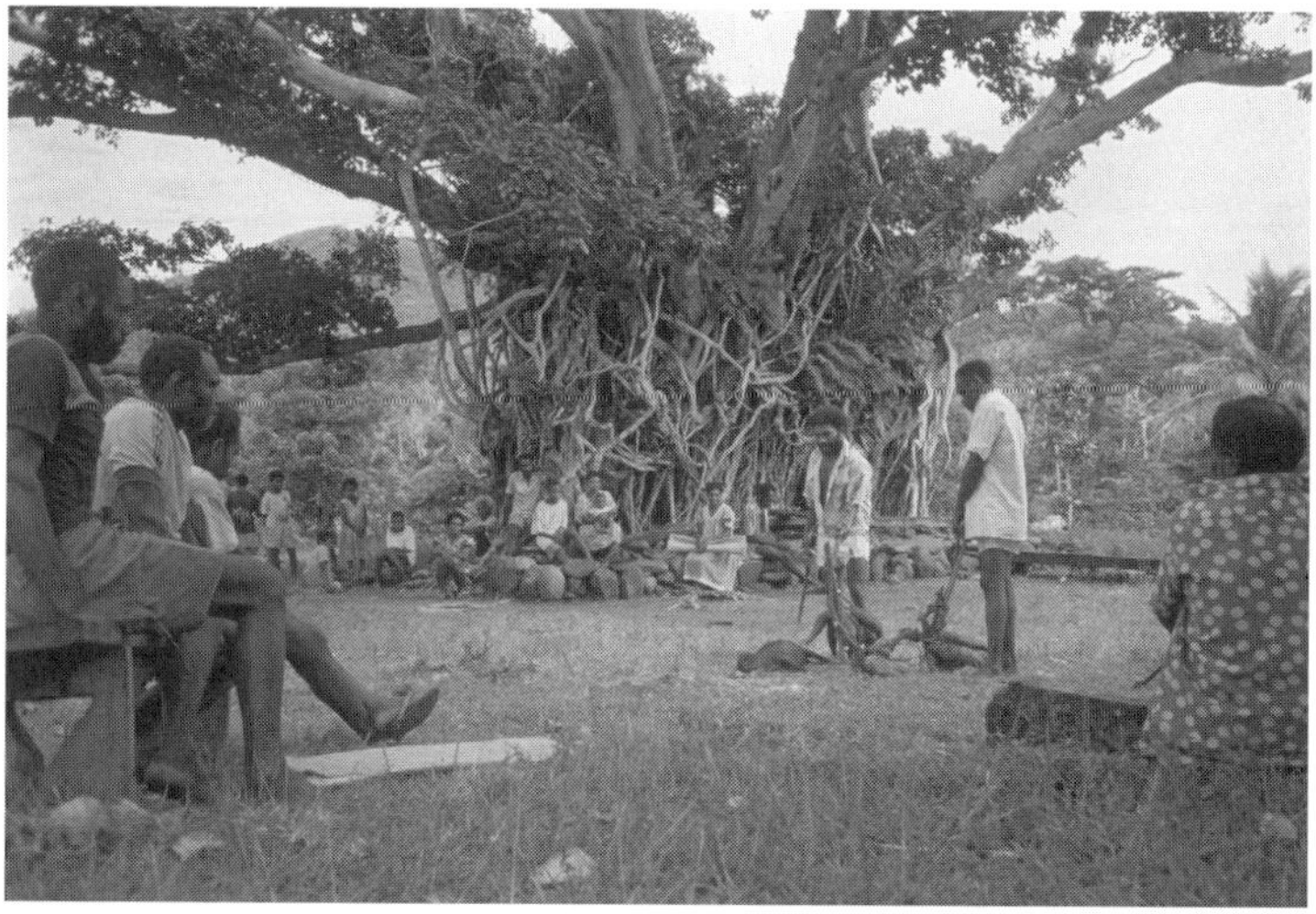

写真19　イタクマの広場。このときにはもめ事を解決するための寄り合いが行われていた。当事者が互いに贈り物をして和解することになったが、男性２人がもっているのはそのためのイモ（マニオク）。その左横に倒れているのはブタ。1995年５月。

四方に大きく枝を広げたバニヤン（ガジュマルや菩提樹の仲間）の巨木が立っており、周辺は雑草がきれいに刈り込まれ、広場になっている。ヴァヌアツのどの村にもあるそうした広場は各村のチーフが取り仕切る場で、チーフ主導のもと村のことにかかわる寄り合いや伝統儀礼などが行われる。ちなみに、トンゴア島民の間でバニヤンの巨木は精霊が宿る特別な木と目されている。

イタクマに着いた日の午後、ブブが広場に村人たちを集めてくれた。フィールドワークのことを説明する機会を設けてくれたのだ。のっけからいきなり緊張の大一番である。ここでヘマをしたらフィールドワークに悪い影響が出る可能性もある。下手をするとフィールドワークができなくなってしまうかもしれない。ブブの紹介を受けた私は村人たちの前に進み出て、自分のことやフィールドワークのことについてビスラマ語で説明した。日本の大学の学生であること、島の生活や習慣を学びにきたこと、とくに伝統医療のことを知りたいこと、などなど。ただでさえ人前で緊張しがちな私は、広場に集まった村人たちを前に相当緊張していた。しかし、浮き足立ちながらも事前に考えていたことは何とか話し、最後に「何かあれば何でも質問してください」といって締め括った。

村人たちは神妙な顔をして聞いてくれていたが、質問はまったく出ず、説明会はあっけなくお開きになった。もっといろいろと質問され、答えに窮するようなツッコミも入れられるのではないかとドキドキしていたが、肩すかしをくった感じだった。もしかすると私のビスラマ語が緊張のあまり早口になってしまい、何だかよくわからなかったのかもしれない。ともあれ、まずはホッとした。ただ、説明会は無事終わったが、それはセレモニー。さしずめ開会式のようなものである。だから、実質的にフィールドワークをはじめるにあたって、今度は村人たちの家を個別に訪ね、あらためて説明した方が良いだろう。早速、実行に移すことにした。

5　ブブの家

島にはどの村へ行ってもビルはもとより二階建てや三階建ての建物もない。個人の家屋から学校や教会に至るまですべて平屋である。ブブの家もそうだった。母屋のなかには十畳くらいの大きな部屋が一つと、それを囲むように三畳くらいの小部屋が三つ。大きな部屋は日本でいえばリビングルームに当たりそうだが、ソファやテーブルなどの家具はなく、コンクリートの床の上にゴザが敷いてあるだけでガランとしている。この部屋ではブブ夫妻の孫の三兄弟（ブブ夫妻の娘の息子たちで長男は小学校三年生、双子の次男と三男は小学校一年生）が寝起きしており、同じ敷地内に住むトム夫妻の娘たち三人（長女は小学校三年生、次女は五歳、三女は三歳）もよく泊まりにきていた。三つある小部屋の一つはブブ、もう一つはタータと別の孫の男の子（三歳、先の三兄弟とは母親同士が姉妹）の寝室で、残りの一つを私が使わせてもらっていた。

ところで、部屋というと、普通は壁で区切られた個室が思い浮かぶだろう。しかし、ブブの家の母屋は、部屋と部屋の間が高さ二メートルほどのついたてのようなもので仕切られているだけだった。ついたての高さは天井よりもかなり低く、その上はスカスカ。なので、隣の部屋の音が筒抜けである。おまけについたては竹を粗く編んだものなので、隣の部屋の様子が編み目越しにみえてしまう。小部屋はどれも大部屋から入るようになっているが、入口にドアはなく、代わりにバスタオルより大きい布が暖簾のようにかけてあるだけだった。

四つの部屋はどれも寝室として使われている。では、台所やトイレはどこにあるのかというと、どちらも母屋のなかにはなく、少し離れたところにあった。台所として使われているのは屋根と柱だけで壁のない掘っ立て小屋である。この炊事小屋には床もなく、剥き出しの地面の上に薪がおい

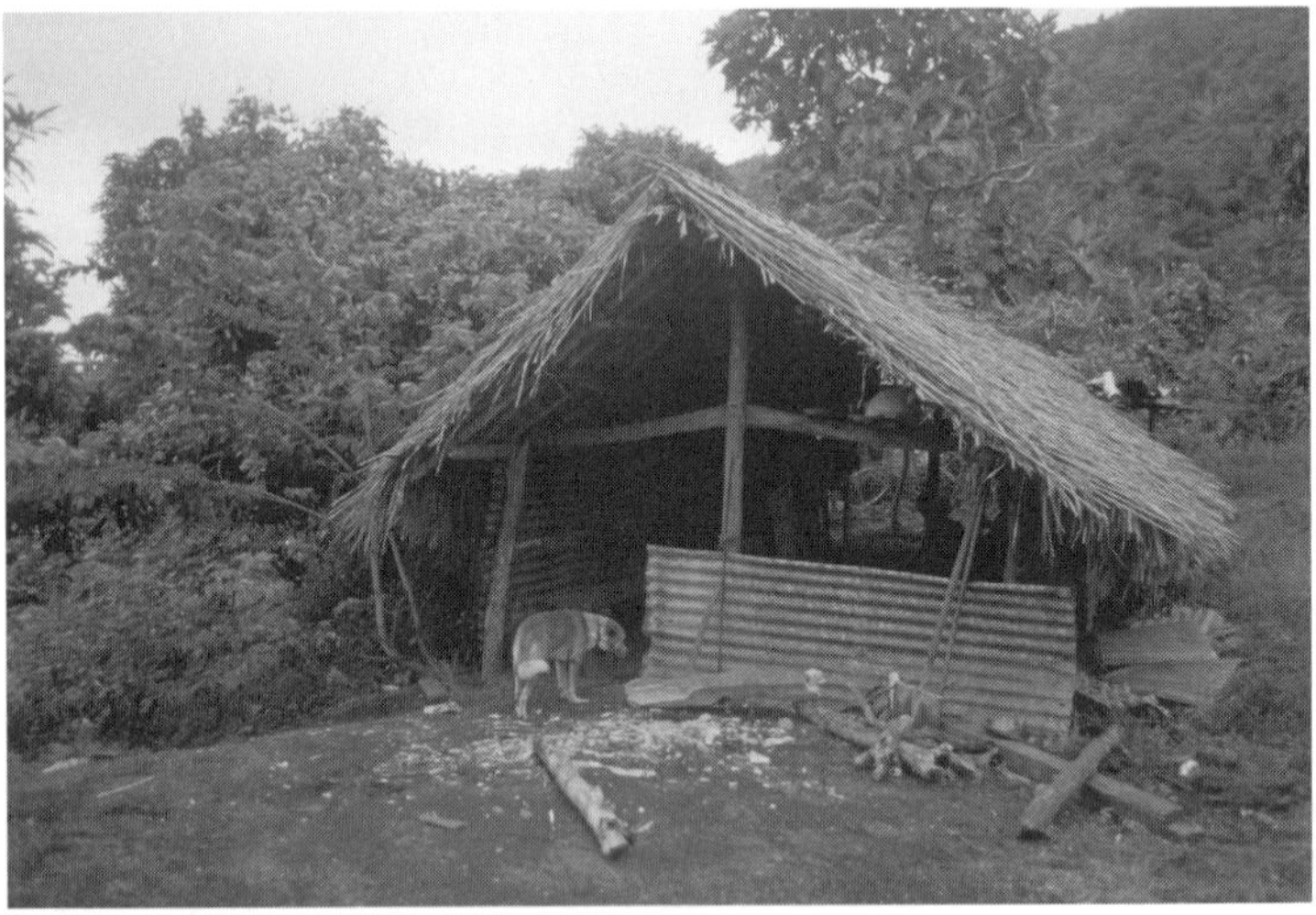

写真20　ブブの家の炊事小屋。屋根はサゴヤシの葉である。壁はないが、強風のときに煮炊きの火が消えないようにするため、トタンが立てかけてある。薪に使う木や材木が小屋の手前に無造作におかれている。1995年７月。

てあり、そこで煮炊きをする。トンゴアにはガスも電気もきていない。だから煮炊きは薪でする。したがって、壁はない方が煙が充満しなくて良い。

一方、トイレにはさすがに壁がある。地面に掘った穴のまわりをトタンで囲い、上にもトタンが屋根代わりにかぶせてある。使うときはドア代わりの別のトタンを出入り口の部分に立てかけてふさぎ、使わないときは開けておく。出入り口にトタンが立てかけてあれば使用中とわかる。ただ、使用していないときはいつも開け放してあるので、いろいろな生き物が入ってくる。あるときなど用を足そうとして入ったら、穴からブブの家で放し飼いにしているニワトリが飛び出してきてびっくり仰天したことがあった。トイレの隣にはトタンで囲われ

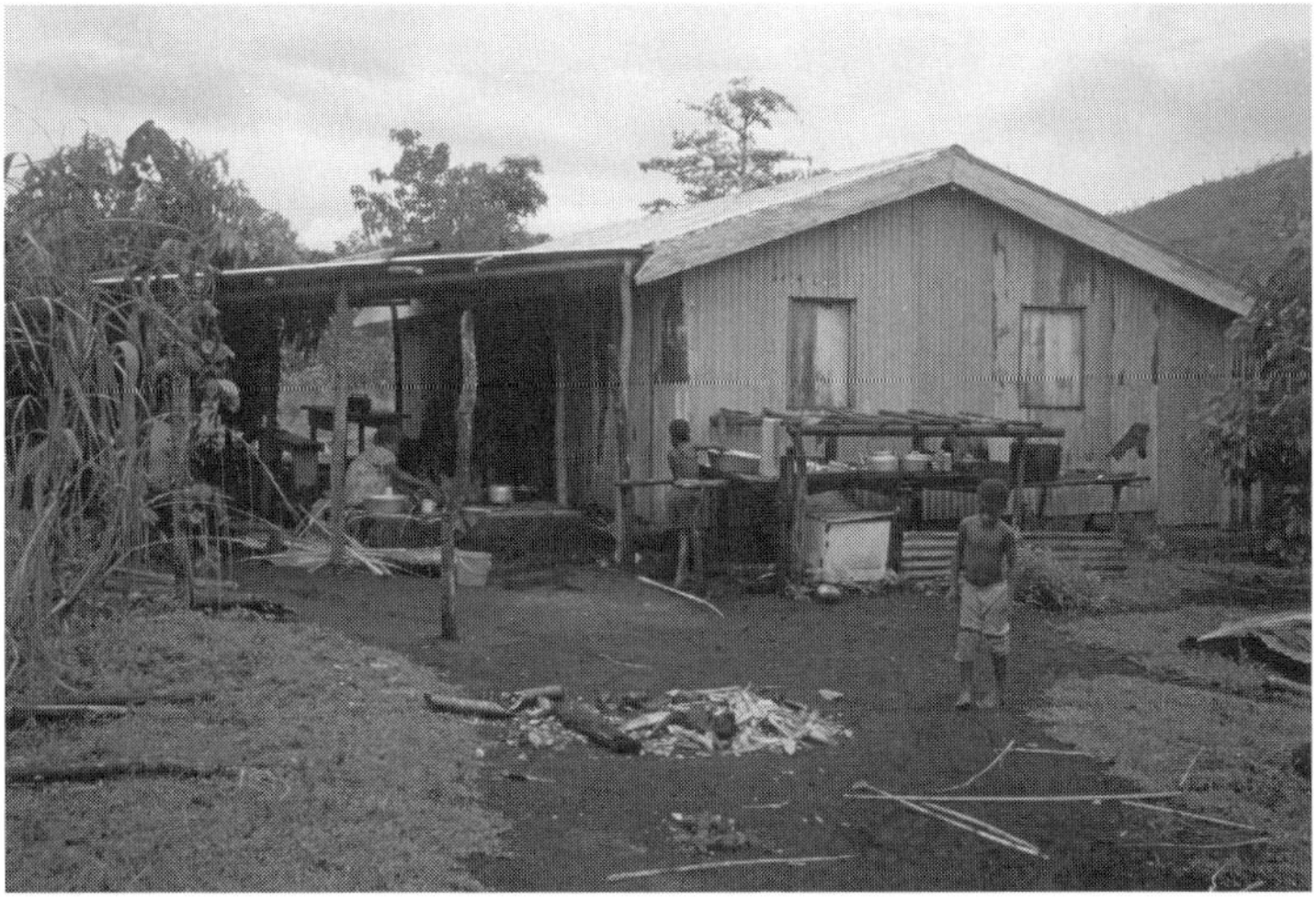

写真21　ブブたちの母屋。左側の屋根と柱だけのところがテラスである。母屋の窓の下には食器や鍋などをおいておく棚があり、その左端にみえるたらい（男の子が手を伸ばしている）で汚れた食器を洗う。1996年４月。

たスペースがもう一つあり、バケツに汲んだ水をそこへもって行って水浴びをする。

母屋はマヒラコム山を背にして建っており、家の裏側、つまりマヒラコム側にはひさしで覆われたコンクリートのテラスがある。テラスには大きな木のテーブルと背もたれのない長いベンチが二脚おかれ、残りのスペースにはゴザが敷いてある。食事をしたり、一家でくつろいだりするときにはもっぱらこのテラスが使われていた。荒れた天気になって雨が吹き込んできたりすると、テラスに面した母屋の大部屋にいることもあったが、ほとんどの場合、このテラスがダイニングルームでありリビングルームだった。

母屋の壁と屋根はすべてトタンである。しかも断熱材などは使われておらず、窓も小さなものがいくつかあるだけ。電気がきていないからもちろんエアコンも扇風機もない。そのため、ガラスも網戸も入っていない窓の戸を全開にし、さらに母屋の表側と裏側にある扉を開け放っても、内部に熱がこもってしまってまるでサウナのよう。日中はいられたものではなかった。夜になると多少ましになるが、それでもテラスの方が涼しく断然快適である。だから、テラスがダイニングやリビング代わりになっていたのだろう。

食事のときにはトム一家もレイカリエがつくった料理を携えてテラスにやってきて、ブブたちと一緒に食卓を囲んだ。ブブとトム、私はテーブルにつき、タータとレイカリエ、七人の子どもたちはゴザの上に座って食べるのが常だった。そして、食事が終わると、それが平日の朝食の場合、子どもたちは学校へ、また大人たちも幼い子どもを連れて畑に出かけて行った。しかし、夕食のときには食後も引き続きテラスが一家団欒の場となった。とくに大人たちは、テラスや母屋の大部屋でコロンと横になり、寝息をたてはじめた子どもたちを横目に、乾電池式ラジオを聞いたり、世間話をしたりしてすごした。

インターネットやテレビなどのない村で暮らす人々にとって、ラジオから流れてくる国営放送のビスラマ語ニュースをはじめとする番組は貴重な情報源だった。私がイタクマに着いたのは阪神淡路大震災の数カ月後だったが、到着後早々、村人たちからこの災害のことについて尋ねられたのには驚いた。ラジオのニュースを通じてほぼリアルタイムで知っていたのである。

ところで、私にとってはこの夕食後のひとときが情報収集の場としてとても貴重だった。フィールドワークをはじめた当初は勢い込んでしまって、ブブたちにいろいろなことを根掘り葉掘り尋ねていた。私の質問攻勢で食後の一家団欒の場は台無しだっただろうと思う。しかし、しばらくしてほとぼりが冷めると、逆にブブたちの方から私のことや日本のことなどを聞かれたり、日々の出来事やラジオの報じるニュースなどをめぐってあれこれ語りあったりするようになった。そんな雑談がふとした拍子に思わぬ話題につながって行き、結果として研究にかかわる貴重な情報を得られるということがままあった。伝統文化に造詣の深いブブ、伝統医療の中心的な担い手であるタータと一つ屋根の下ですごし、そうした機会につながる場を日常的にもてたことは得難いことだったとつくづく思う。

しかし、情報収集の場として貴重である以上に、私はこのブブたちとの語らいのひととき自体がとても好きだった。ときおり夜風が心地良く顔をなで、子どもたちの寝息だけが静かに聞こえてくる。テラスのひさしの外を見上げれば満天の星空。その間を小さな光の点となった人工衛星がゆっくりと横切って行く。そんななかで、灯油ランプにともった小さくも柔らかい灯をみつめながら、ブブの語るイタクマやトンゴアの昔の話に耳を傾けていると、夢のなかにいるような何ともいえない幻想的な気分になった。

ただ、最初の頃は肩に力が入りすぎ、隙あらばあれこれ聞いてばかりいたからそんな気分に浸れる雰囲気になるはずもない。けれども、ブブたちは嫌な顔をせず質問に答えてくれた。内心はうんざりしていたかもしれないが。おかげで私はすぐに村が十のグループから構成されており、村人たちはグループごとにほぼ固まって住んでいることを知った。そのことを踏まえて村人たちの家もグループごとに順に訪ねて行った。

6 家庭訪問

村を構成する各グループのメンバーたちはグループごとにそれぞれ共通の祖先をもち、かつてグループ単位で大きな遠洋航海用のカヌーに乗り込んでトンゴアに渡ってきたとされる。子どもたちのうち男の子は両親と同じグループのメンバーになるが、女の子は結婚すると夫のグループのメンバーになる。また、グループのなかで結婚することは禁じられている。これらの点で、このグループは専門的には父系外婚集団ということができる。イタクマと同じくほかの村々もいくつかの父系外婚集団によって構成されている。

各グループにはリーダーがいる。このリーダーをナマクラ語でナウォタと呼ぶ。リーダーのほとんどは男性だが、女性がなる場合もあり、その地位は親から子へと受け継がれることが多い。イタクマには十のグループがあるので、リーダーも十人いる。ポートヴィラの我が姉セーラの父親もその一人だった。

一方、イタクマでは代々、十人のリーダーたちのうちドヴェアというグループを率いるリーダーが、村全体を束ねるチーフを務めてきた。このチーフのことをナマクラ語ではナウォタラムという。

ラムは「大きい」という意味なので、直訳すると「大ナウォタ」となる。ブブはイタクマの「大ナウォタ」であると同時に、ドヴェア・グループのリーダー（ナウォタ）でもあった。

村にはドヴェア以外に九つのグループがあるのでリーダーも九人いる。ならば、グループごとに家を訪ねて行くときには、まずリーダーの家から訪ねるべきではないか。最初はそんなふうに考えていた。しかし、ブブから話を聞いたところ、別に律儀にそのようにしなくても良いことがすぐにわかった。リーダーたちの多くが村にいなかったからである。村にいたのはセーラの父親を含めて四人だけで、残りの五人のリーダーたちはポートヴィラのシーサイド地区やサント島の街ルガンヴィルに住んでいた。

こうした傾向はリーダー以外の一般の人々に関してはもっと顕著だった。家を訪ねはじめてほどなくして、村に働き盛りの大人たちや若者たち、中学生や高校生にあたるようなティーンエージャーが少ないことに気づいた。村人たちを訪ねながら実際に数えてみたところ、村の人口は一五一人。そのうち若者から中年くらいまでの大人は四十人ほどしかいない。残り一一〇人あまりのほとんどは老人と、小学生かそれよりも小さな子どもたち。島には中学校や高校がないため、これらの学校に進学する子どもたちは皆、島外に出なければならない。また、働き盛りの大人たちや若者たちは現金収入を得られる仕事を求めて、あるいは街の暮らしに惹かれて、男女を問わずポートヴィラやルガンヴィルに出て行ってしまっていた。

しかし、街での暮らしは村に比べてはるかに金がかかる。対照的に、村での生活は半ば自給自足。

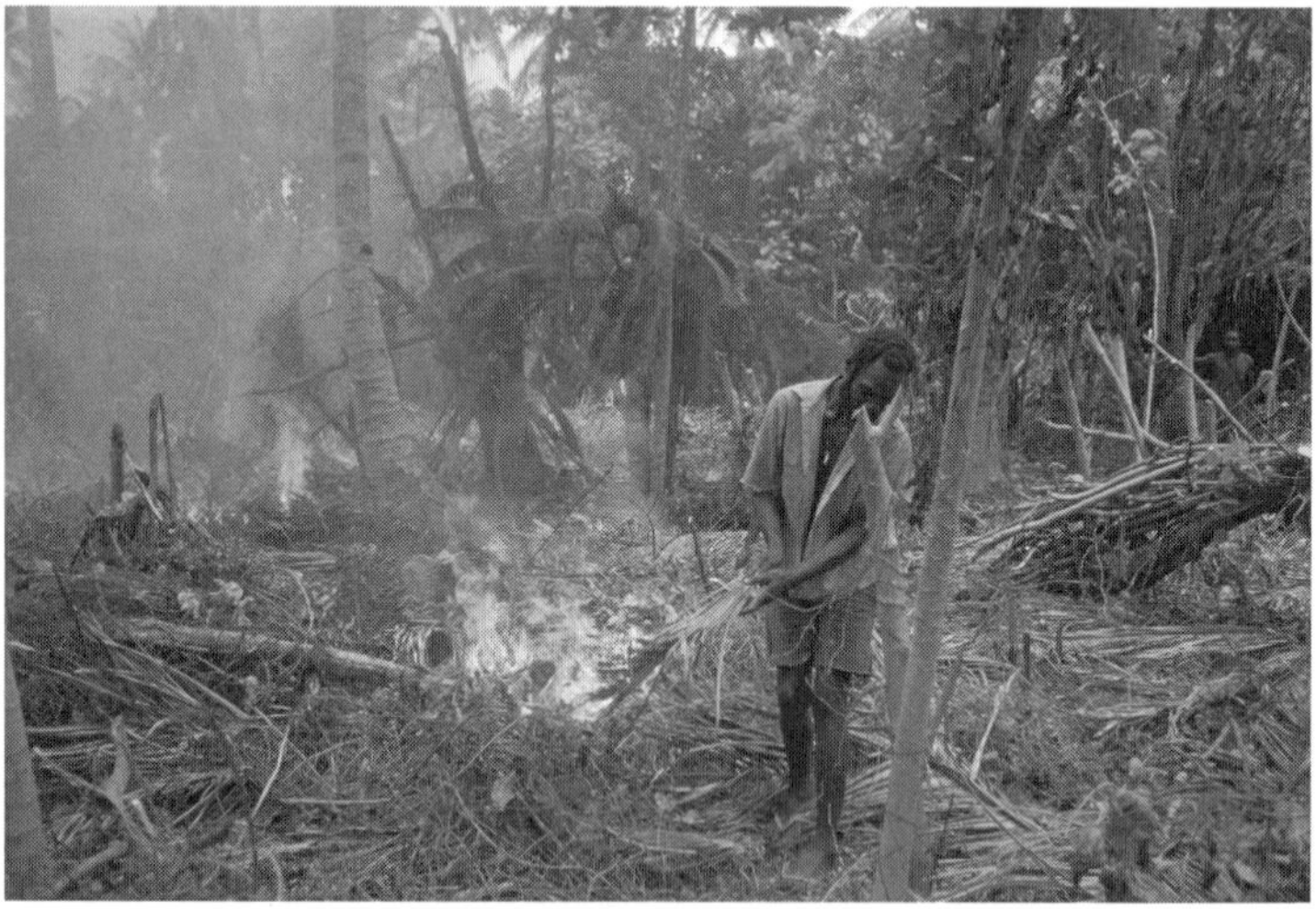

写真22　トンゴアの人々は焼畑耕作を基盤とした自給自足的な生活を営んでいる。火入れをするのは乾季の終わりの10月頃。畑にする場所の草木を鉈で伐採し、十分乾燥させた後、ヤシの枯れ葉などを使って風下から少しずつ点火して行く。1995年10月。

もちろん村でも砂糖や塩、ランプの灯油、子どもが学校で使う文房具などを買ったりするために現金が必要である。だが、食べ物の多くは贅沢さえいわなければ畑の収穫物などで十分まかなうことができる。したがって、畑がないためにそれが難しい街に比べると、出費は格段に少なくて済む。

また、島に中学校や高校はないが小学校や幼稚園はある。こうしたことから、小学生や幼稚園児の子どもをもつポートヴィラやルガンヴィル在住者には、支出を抑え、街で何とかやって行くために、イタクマにいる自分の両親や親族に子どもを預けている者が多い。ポートヴィラに住むブブ夫妻の二人の娘たちも子どもたちを彼らのもとに預けていた。村に小

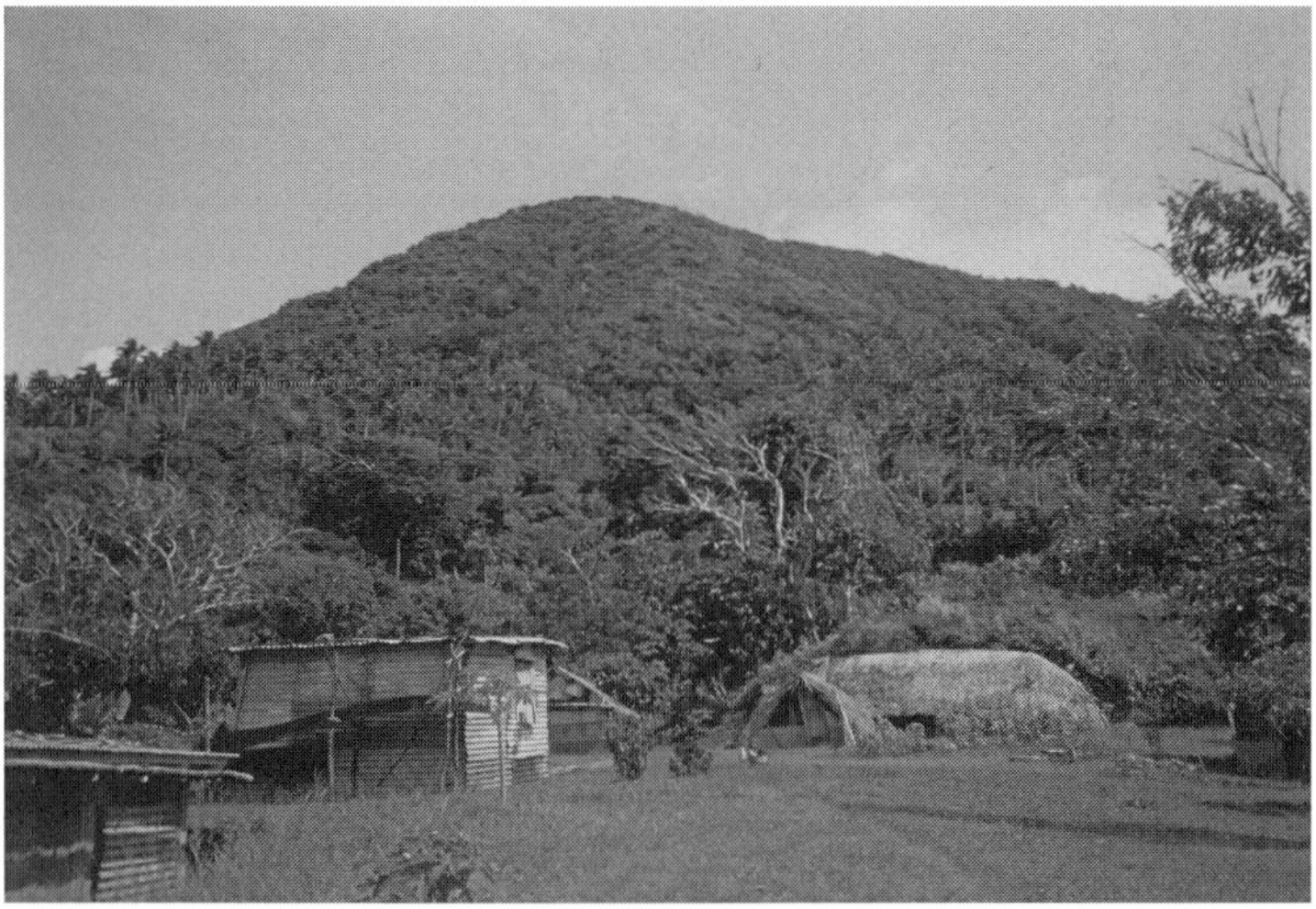

写真23　マヒラコム山の麓に点在する家屋。右側の丸みを帯びた建物が伝統的な家屋。地元の素材だけでつくられているのに対して、左側の箱型の建物はトタンでできている。どの家も家屋周辺の草がきれいに刈り込まれている。1995年11月。

学生以下の子どもが多い背景にはこうした事情がある。

ほかにも村人たちの家を訪ねはじめて気づいたことが二つほどある。一つは家の数、より正確にいうと母屋の数が少ないこと。人口が一五一人だからある意味それも当然だが、たとえばブブの率いるドヴェア・グループに関してみると、ブブ夫妻の家屋、同じ敷地内のトム一家の家屋、そして別の敷地に建てられたほかの一家の家屋の三軒しかない。母屋が二軒しかなく、しかもそのうちの一軒には老人が一人で住んでいるというグループもいくつかあった。小さな子どもが多いところはちょっと違うが、日本の過疎の村を彷彿とさせるような光景だ。働き盛りの大人たちや若者たちが街に出て行ってしまった結果、母屋の数も少なくなってしまったようである。家屋が密集しておらず、ポツポツと点在している村の風景もそれと関係しているのだろう。

もう一つ気がついたことは、日中、村のなかに人影がほとんどないことだった。朝食を済ませてしばらくゆっくりしてから家々を訪ねても、ほとんどの家には誰もいない。小学生たちは学校に、大人たちや老人たちは幼い子どもや赤ん坊を連れて畑に出かけてしまっており、もぬけの殻という家ばかりなのだ。とくに男性たちは朝食を済ませると、ほどなくして畑仕事に出てしまい、日没頃まで帰宅しない。女性たちも朝食の後片付けをし、洗濯を終えると畑にむかう。夕食の準備のため、男性たちよりは早く戻ってくるが、帰宅が夕方であることに変わりはない。

ちなみに、病気で畑仕事ができないような老人は村にはいなかった。重い病気を患っている者はポートヴィラやルガンヴィルの病院に入院していたり、これらの街に住む家族や親族の家に逗留しながら治療を受けていたりするためである。村にいるのは体力のある老人ばかりなのだ。

私は当初、日中の時間帯に村人たちへの聞き取り調査をしようと考えていた。しかし、その目論見はあっけなく外れた。村が空っぽになってしまうからだ。もちろん畑まで行って仕事の合間に話を聞くこともできる。しかし、農業の調査ならばいざ知らず、伝統医療や病気のことを畑までついて行って尋ねるのはいささか気がひけた。それに村にはむこう一年滞在する予定だから時間はたっぷりある。焦る必要はない。というわけで、聞き取り調査は「夜討ち朝駆け」よろしく、村人たちが朝食を済ませてから畑に出かけるまでの時間帯や帰宅後の時間帯などにすることにした。

もっともこれらの時間帯だけでは、集中的にいろいろ話を聞きたい場合は時間が足りない。そこで、まとまった聞き取り調査は日曜日の午後や雨の日にすることにした。キリスト教徒である村人たちは安息日の日曜日には畑に出かけない。午前中は教会で礼拝があるが、昼食は家に戻って食べ、その後は昼寝をしたり、くつろいだりしてすごす。また、雨の日も畑仕事ができないので家にいる。だから、朝から雨が降っていたりすると、村人たちには悪いが「今日は話を聞けるチャンスだ！」と内心喜んでいた。

このように、イタクマに着いてすぐ村人たちの家を訪ねてまわることを通じて、フィールドワークの早い段階で村の概要や特徴などを把握することができた。また、村人たちの生活パターンを知ることで、聞き取りを中心とする調査の進め方や時間配分についても見通しを得ることができたのだった。

第五章　伝統医療の位置づけ

1　カヴァ

聞き取り調査のほかに、村人たちから話を聞き、情報を収集するうえで重要だった場は主に二つあった。一つはすでに触れたようにブブの家での夕食後のひとときである。もう一つは村人たちとカヴァを飲むときだった。

ところでカヴァとは何か。もちろん動物のカバではない。植物である。ツツジか、それよりも大きめの低木だ。ビスラマ語でも英語でもフランス語でも、そして日本語でもカヴァというが、ナマクラ語ではナマロクという。その根を砕き、水と混ぜて搾り出した液体を飲むのである。この飲み物のこともカヴァ、もしくはナマロクという。

カヴァは国内各地で栽培され、飲まれている。とくにポートヴィラやルガンヴィルにはカヴァを飲ませる店、カヴァ・バーがたくさんあり、なかには外国人観光客が訪れるような店もある。もとよりカヴァはヴァヌアツだけにとどまらず、サモア、トンガ、フィジー、ミクロネシアのポンペイ島などでも栽培され、飲まれている。サモアやトンガではやはりカヴァというが、フィジーではヤ

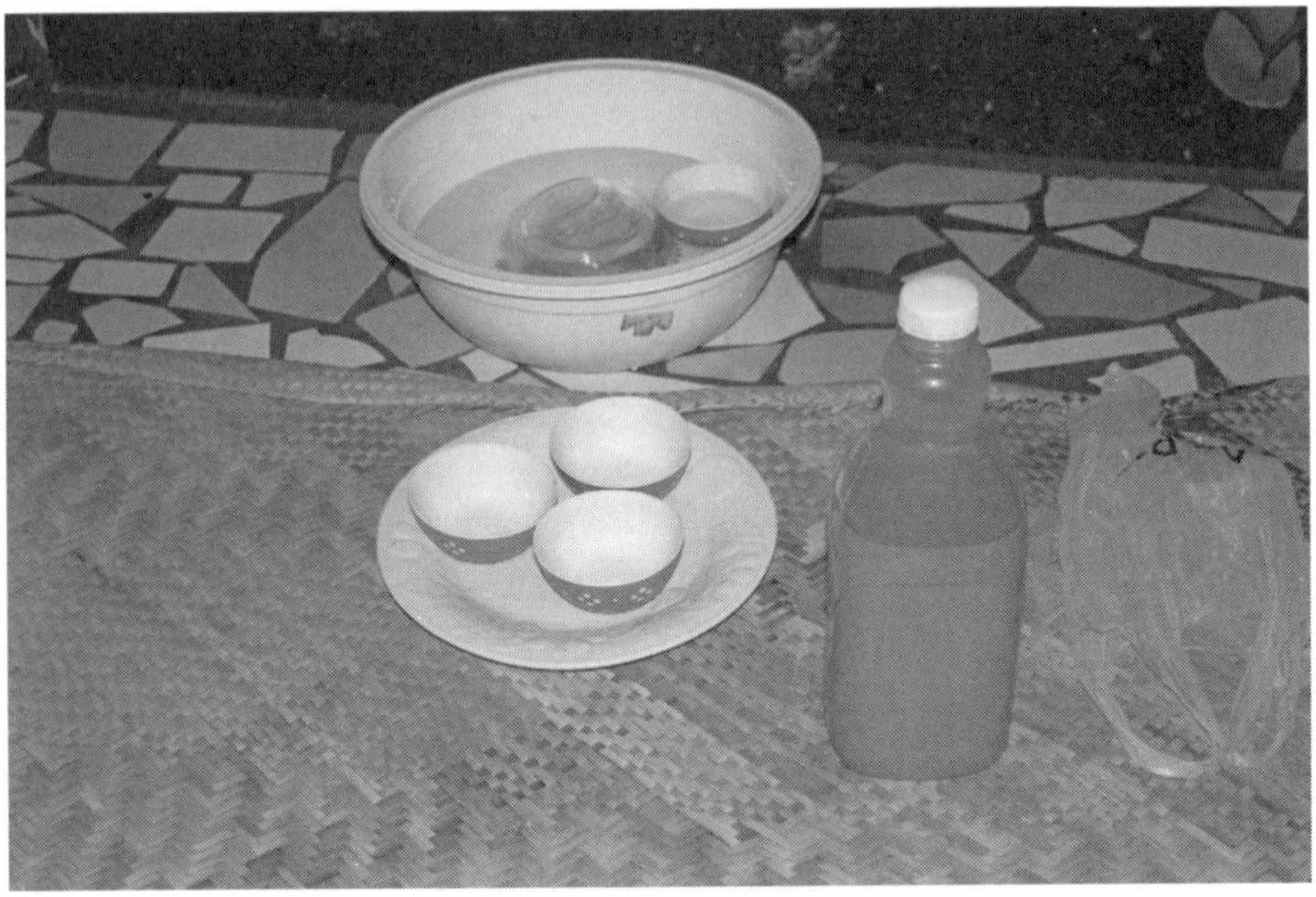

写真24　ペットボトルに入っているのがカヴァ。茶碗のようなカップで飲んだ後、後ろにみえる洗面器の水でゆすいできれいにする。ペットボトルなどをカヴァ・バーに持参してカヴァを「まとめ買い」し、自宅に持ち帰って飲むこともある。ポートヴィラにて。2006年８月。

ンゴナ、ポンペイではシャカオという。これらすべての島で地元のカヴァを飲んだことがあるのが、私のちょっとした自慢である。

ただ、カヴァはお世辞にも美味しいものではない。苦み走っていて、まずい漢方薬のような味とでもいったら良いだろうか。みた目も灰色か茶色の濁った色をしており、ビスラマ語で泥水と表現される場合もあるくらいだ。そんな飲み物をどうして飲むのか。飲んだ後の酔い心地を楽しむためである。

と書くと、酒と間違えられそうだが、カヴァは酒ではない。アルコールを飲むと高揚するが、対照的にカヴァを飲むと平衡感覚が麻痺したような、しかし心地良い感覚に襲われ、次第に気分が穏やかになり眠くなる。そんな精神の沈静化をともなった酩酊作用を楽しむわけである。だから、カヴァ・バーに行っても騒いでいる者はいない。そもそもカヴァは静かに酩酊作用を楽しむものだから、大声を出したりするのはＮＧ。加えて、周囲が明るいと作用が半減するとされるので、バーのなかは照明が抑えられている。客は薄暗がりのなかで、すでに酩酊状態になっている客の邪魔にならないよう、ほかの客と小声で世間話をしたりしながらカヴァを飲み、その作用を楽しむ。そして、眠くなってくると自宅に引きあげて行くのである。

精神の沈静化をもたらすこともあって、トンゴア島民の間でカヴァは、村と村の間で戦いが繰り返されていたキリスト教到来以前の時代に、和解のための儀礼などで使われる重要なものだった。現在も嗜好品として飲まれるだけでなく、さまざまな伝統儀礼のときにも欠かせない。

実をいうと私は隊員時代からカヴァにハマっていた。とくに友人がたくさんできてからは、毎晩とはいわないまでも、週に数回は必ずシーサイド地区などのカヴァ・バーに通っていた。「毎晩」と書いたことからもわかるようにカヴァを飲むのは夜である。ポートヴィラでは夕暮れになると、シーサイドをはじめヴァヌアツ人が多く住む地区の通りのそこここに、灯りのともったランプが吊される。このランプが「カヴァ・バー営業中」のサインである。日本の飲み屋の赤ちょうちんよろしく、通りに沿ってランプの小さな灯りが点在している様子は何とも風情がある。

食事をしてから飲んでも効果がないとされるので、カヴァは夕食の前に飲む。カヴァ・バーでは茶碗ほどの大きさのカップに注がれて出てくる。カップ一杯が百円、半杯が五十円ほど。私の場合、

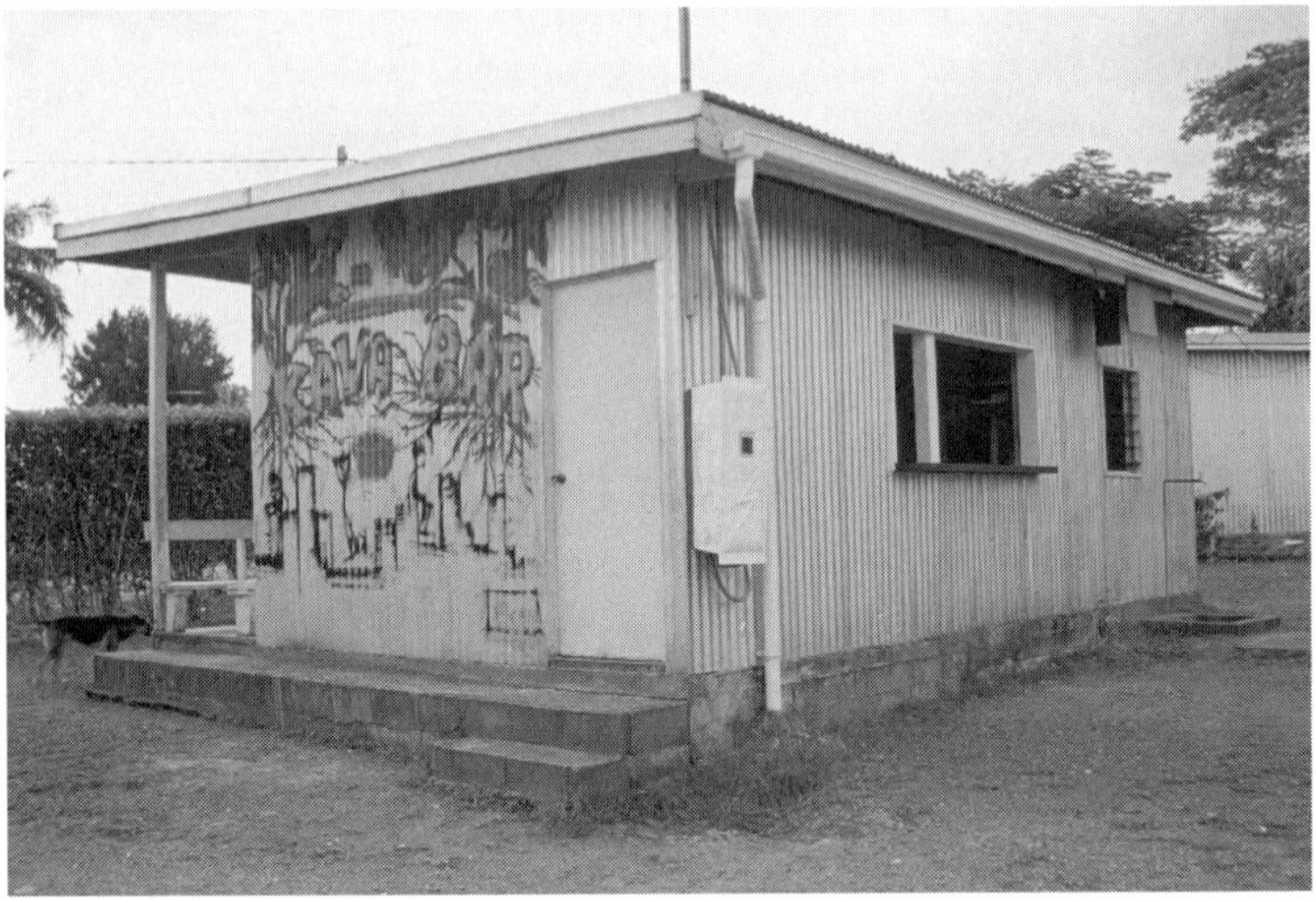

写真25　ポートヴィラのカヴァ・バー。なかにはカウンターとベンチがあり、客はカウンターでカヴァの入ったカップを受け取った後、店の外に出て一気飲みする。このバーはかなり近代的で、大型冷蔵庫があり、ジュースなども売っていた。2000年８月。

百円分のカップを四杯くらい飲むと、ほど良い感じの酩酊状態になり、シーサイドで飲んでいるときはその後たいていセーラの家で夕食を食べさせてもらっていた。不思議なことに、夕食を食べ、食後の紅茶を飲んでいるとさらに効果が強まり、立っていられなくなることもしばしばだった。

ところで、「カヴァにハマった」といってももちろんその味にハマったわけではない。酒のように味や喉越しを楽しむような代物ではないから、飲むときは誰もがカップに入ったカヴァを一息に飲み干す。味わってなどいたら、とてもじゃないが飲み干せないだろう。そして、口のなかに残った嫌な味を取り除くためにバーの外へ出て行って何度もつばを吐いたり、口のなかを水でゆすいだりするのだ。

では、飲んだ後の酔い心地にハマったのか。それもあるが、何よりもハマったのはカヴァを飲む場の雰囲気だった。薄暗いなか、時折客同士が小声でポツリポツリと話をするのが聞こえてくる以外、無駄な音のない静かで落ち着いた雰囲気。それが何ともいえず心地良いのである。加えて、そこにはみず知らずの者同士が気軽に言葉を交わせるような和やかな雰囲気もある。実際、一人で飲んでいると近くに座っている客から声をかけられ、話をする（ただし小声で！）ということがしょっちゅうあった。ヴァヌアツ人しか行かないようなカヴァ・バーで、外国人が一人でカヴァを飲んでいるのが珍しかっただけなのかもしれないが、一人でバーに行っても退屈することなく、知らないヴァヌアツ人からさまざまな話を聞くことができるのが楽しかった。

だから、イタクマに住み込んでからもカヴァは飲んだ。ただ、ポートヴィラと違って村にカヴァ・バーはなかった。半ば自給自足の村にあって常に現金収入のある者など皆無に等しいから、バーなど成り立たない。いや、バーはおろか、村にはちょっとしたよろず屋さえない。缶詰や米などの食品、ランプの灯油、文房具などを売っている店は、空港の近くの村まで行かなければなかった。

カヴァ・バーがないので、ポートヴィラで暮らしていたときのように頻繁にカヴァを飲むこともなかった。飲む機会は平均すると二週間に一度くらいだったろうか。ほとんどの村人たちは畑でカヴァを栽培している。私もトムの畑の一画を借り、カヴァを植えていた。ただ、カヴァは植えてから飲むのに適するようになるまで二、三年かかる。そのため、残念ながら村にいる間に手塩にかけた自分のカヴァを飲むことはできなかった。それが今でも心残りである。

2　情報収集の場

先に書いたようにカヴァは各種の儀礼のときなどに不可欠である。だから、そうした機会のためにとっておかねばならない。もちろん畑にはカヴァが植わっているから、嗜好品として飲みたいときには飲むこともできる。けれどもしょっちゅう飲んでいると、肝心の儀礼のときにカヴァがないという事態になりかねない。これはよろしくないので、ふだんはそう頻繁に飲まない（飲めない）のである。

ただ、カヴァを人よりもたくさん栽培している者がイタクマや隣村には何人かおり、現金が必要になったときにカヴァの根を売っていることがあった。そんなとき私は出かけて行って根を買い、カヴァ好きの村人たちを誘って彼らの家などで一緒に飲んだ。一人では飲まずに必ず誰かと飲んでいた。根を砕いて飲み物のカヴァをつくる作業がうまくできなかったからである。

根を砕くのは手間のかかる作業である。まず、掘り起こしたカヴァから根の部分を切り取り、土や泥などをきれいに洗い落とす。そして、小さく切りわけ、汚れた表皮の部分をナイフで根気強く削り取らねばならない。その後、ポートヴィラのカヴァ・バーならば、きれいにした小片をミンチ

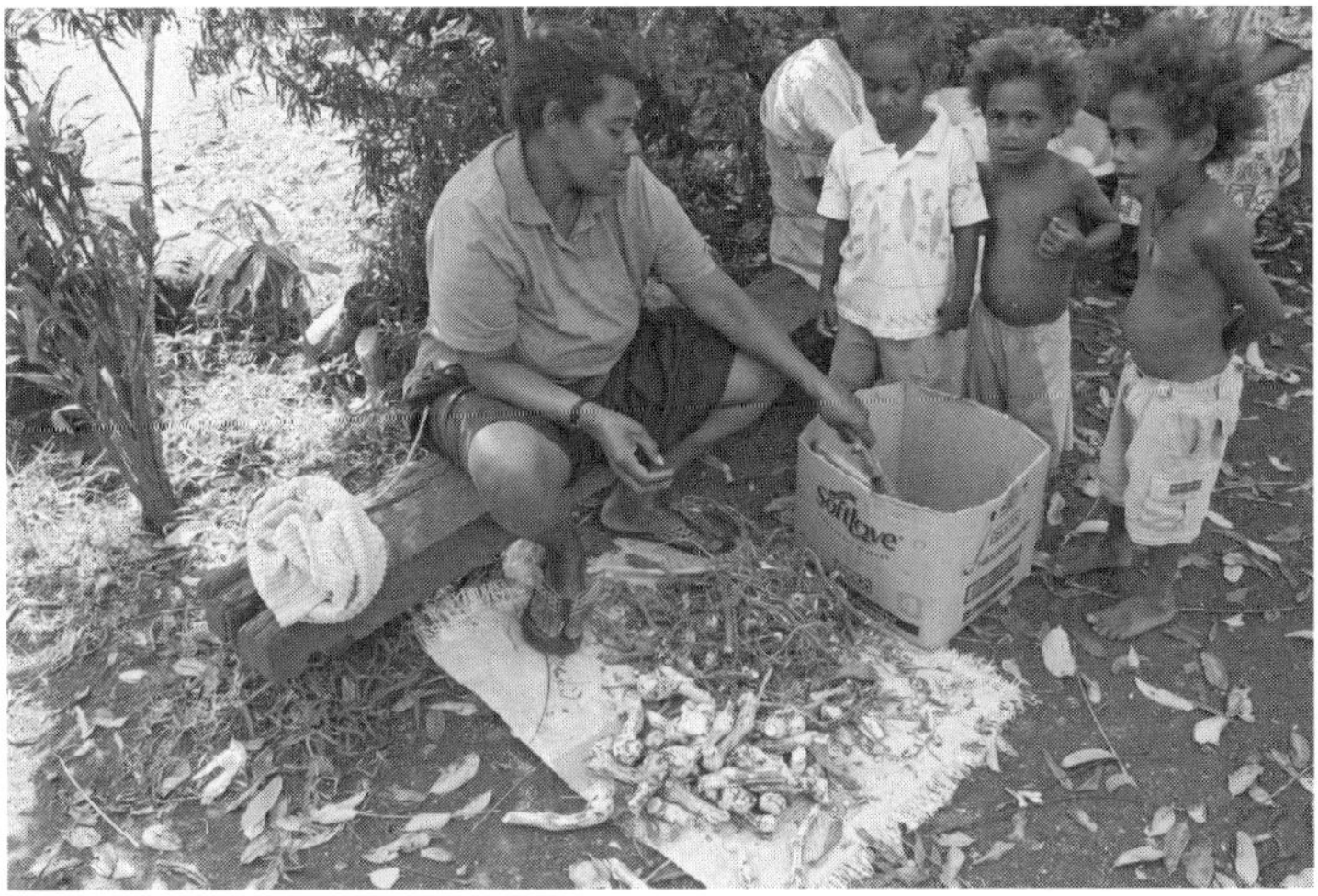

写真26　カヴァの根をきれいにするシーサイドの女性。写真のいちばん下にみえる大きな根はナイフできれいにできるが、女性の足元にある細い根は難しいので、ココヤシの実の繊維などを紙ヤスリのように使って表皮を削り取る。2006年8月。

機などの機械でさらに細かく砕く。

しかし、トンゴアの場合、小片を砕くのは機械ではない。口である。つまり、根の小片を口のなかで噛んで砕くのだ。細かく噛み砕いたら吐き出し、次の小片をまた口に入れてモグモグ。それを何度も繰り返し、細かく砕かれたものが十分な量できたら、布に包んで水のなかでよく揉み、根に含まれている液体を水に溶かし出す。こうしてようやく飲み物のカヴァができあがる。

この一連の作業が私にはうまくできなかった。とくに口のなかで根の小片を噛み砕く作業がダメだった。何度かトライしてみたものの、噛み砕くのに時間がかかりすぎるうえ、顎や歯茎が痛くなってしまって必要な量を砕くことができない。

だから、噛み砕く作業は一緒に飲む村人たちにお任せということになり、必然的にその作業をやってくれる人々と飲むことになったわけである。

ところで、一緒に飲む村人たちに噛み砕く作業を任せるのだから、当然彼らが口のなかでモグモグし、つくってくれたカヴァを飲むことになる。これは最初、非常に勇気のいることだった。他人が口のなかで噛み砕き、吐き出したものを使っているのだから、自ずとその唾液なども混ざっていることになる。好きな女性にモグモグしてもらえるならば受けとめ方も違ったかもしれない。しかし、トンゴアではカヴァは伝統的に大人の男性が飲むものとされてきたこともあって、イタクマで飲むのももっぱら大人の男性だった。ということは、ほとんどの場合、男性陣の唾液混じりのカヴァを飲むことになるわけである。隊員時代に生まれてはじめてこのカヴァを飲んだとき、口をつけるまでにかなり逡巡したことをよく覚えている。そのときもどこかのおじさんがつくってくれたが、モグモグして吐き出し、またモグモグして吐き出す様子をみているうち、どんどん飲む気が失せて行った。

カヴァの根の小片を細かく砕くときの伝統的なやり方には地域差がある。ヴァヌアツ北部の島々では固く石化した珊瑚をつかってすり潰したり、杵のようなものでたたいて砕いたりする。これに対して、トンゴアあたりから南の島々では噛み砕くのが一般的である。かつてトンゴアでその作業をするのは未成年の男女だったという。しかし、そうした習慣はずいぶん前に廃れてしまったらしく、私はたいてい村のむくつけき男たちが噛み砕いてつくってくれたカヴァを飲んでいた。彼らの

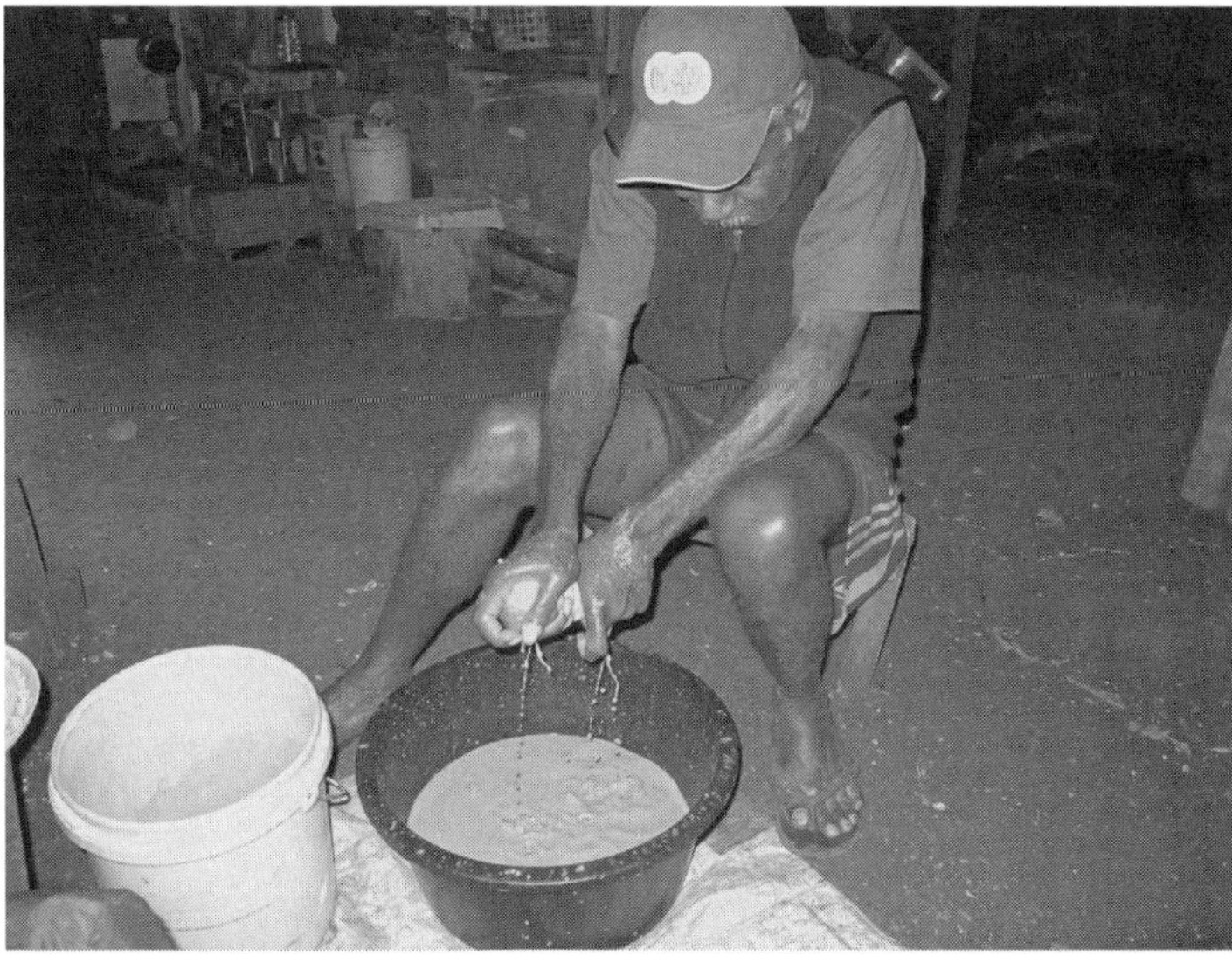

写真27　砕いて粉状になったカヴァの根を布に包み、水のなかでよく揉んだ後、写真のように布ごと強く絞って根に含まれている成分をさらに抽出する。このときは機械を使って根を砕いていた。ポートヴィラにて。2014年８月。

なかには、少年の頃からこの方、ずっとカヴァを噛み砕き続けてきた結果、どの歯もまるでヤスリで削ったかのようにきれいに摩耗している強者もいた。

村でカヴァを飲むとき必ず誰かと飲んだもう一つの大きな理由は、一緒に飲む人々からさまざまな話を聞くことができたり、彼らの率直な意見を聞くことができたりするからだった。ポートヴィラのカヴァ・バーの場合、店に行けばすぐにカヴァを飲むことができる。しかし、村では自分たちでつくらなければならないので時間がかかる。根を小さく切りわけ、表皮の部分を削り取るところからはじめると、できあがるまでに一時間くらいはかかってしまう。

ただ、時間がかかる分、作業をしながら話をする時間もたっぷりある。もちろん飲みはじめてからもしかり。だから、いろいろな話をじっくり聞ける良い機会なのだ。私が話題をふることもあったが、フィールドワークのテーマに関係するような話が自ずと出てくることもあった。そんなときには話の展開に応じて気になっていたことを尋ねたり、後日あらためて話をしていた村人のところに聞き取りに行ったりした。

カヴァはトンゴア島民ならば誰もが飲むというものではない。若い女性やポートヴィラで暮らしている女性には飲む者もいるが、年輩の女性や村で暮らしている女性で飲む者は少ない。加えて、信徒にカヴァを飲むことを禁じているキリスト教派もある。したがって、飲む者は自ずとかぎられてくる。そのせいか、カヴァの愛飲家に「私も飲みますよ」というと、「おっ、そうか!」と嬉しそうな顔をされるし、一緒に飲んでいるときには「同じカヴァ飲み仲間」といった感じで接してもらえる。いや、それは思い込みかもしれないが、カヴァを飲んでいるときに内輪の本音トークのような率直な意見をよく聞くことができたのはたしかである。そして、そのなかには伝統医療などに対する彼らの見方や考え方を理解するうえで手がかりとなる貴重なものもあった。

というわけで、カヴァを飲む場は私にとって重要な情報収集の場でもあった。しかし、ちょっとした難点もあった。フィールドノートを持ち込めないことである。急いで付け加えておくと、そうしたルールなどがあるわけではない。ひとえに私の気持ちの問題だ。強引に持ち込むこともできただろう。けれども、皆でカヴァを楽しんでいるときに、ノートを開いて彼らの話をメモするのは場の雰囲気を台無しにするようで嫌だった。もとよりカヴァを飲むところは薄暗いのが常なので、メモすることもままならない。ヘッドランプをつけたりすればできなくはないが、それこそ場の雰囲気が台無しである。

だから、おもしろい話を聞いたときはブブの家に戻った後、必死に思い出しながらノートに書きつけた。しかし、カヴァを飲むと酩酊作用で朦朧となるうえ、ヨロヨロと帰宅して食事をし、食後の紅茶を飲んでいるとさらにカヴァが効いてきて寝床に直行ということになる。ノートをつけているどころではない。したがって、ノートに書きつける作業は大方、翌日に持ち越しとなってしまっていた。しかし、一晩経ってしまっているせいか、はたまた酩酊作用で忘れてしまうのか、せっかくの貴重な話を細部まではっきり思い出せないこともしばしばだった。

3　伝統医療でしか治せない病気

ところで、フィールドワークの目的は、なぜ人々の間で伝統医療が積極的に使われているのか、その背景について調べることだった。第三章で書いたように、私は隊員時代に余暇時間を利用して拙いながら災因調査などを試みた。そして、そうした調査で得た知見や、伝統医療を使うことになった自分の病気に関する経験などを通じて、隊員の任期が終わる頃には、伝統医療が活発に使われている背景についてそれなりの見通しをもつようになっていた。

あらためて私の病気の事例を思い出してみよう。私は最初、病院に通って病気を治そうとした。けれどもなかなか良くならず、みかねたセーラの勧めで伝統医療の治療師に診てもらうことになった。彼女はその病気が近代医療では治すことのできないもの（エマエ島の霊的存在によるもの）ではないかと疑い、治療師の夫妻を紹介してくれたのだった。

このように、人々の間で霊的存在もしくは各種の霊によって引き起こされた病気は、近代医療では対処することができず、伝統医療でないと治すことができないと捉えられている。これとならんで同種の病気の代表格とみなされているのが邪術による病気である。邪術は伝統的にヴァヌアツ各地に存在してきたとされる。呪文や呪物が使われるらしいが、知識や技術の詳細は秘密にされているため、ほとんどの人々には確たることが知られておらず謎のベールに包まれている。

トンゴア島民の間にもかつて邪術に類するものがあった。ナマクラ語で「大ナウォタの怒り」と呼ばれている知識ないし技術である。名前からも窺えるように、村を代表するチーフ、つまり「大ナウォタ」だけが使うことのできたもので、殺人などの重大な罪を犯した村人を罰するときなどに使われたという。しかし、十九世紀後半に布教にやってきた長老派の宣教師らは、それをキリスト教の価値観に反する邪悪なものと位置づけ、信徒となった各村のチーフたちに捨て去るよう強く働きかけた。その結果、「大ナウォタの怒り」は失われてしまった。ところが、国内各地には依然として邪術の残っている島々があり、そうした島々の邪術師から秘かに知識や技術を教わってくるトンゴア島民が後を絶たない。そのため、「大ナウォタの怒り」はなくなったにもかかわらず、他島から「密輸入」された邪術が流布しているという。

かつて存在した「大ナウォタの怒り」は、村人たちに対してチーフが行使する社会的制裁のようなものだった。しかし、それが失われた後に流布するようになった邪術は、他人に対する一方的かつ利己的な恨みや妬みなどに基づいて使われるものであり、人々の間では「大ナウォタの怒り」のような正当な役割を欠いた反社会的なものと捉えられている。この邪術のもとでは何の落ち度のない者も、一方的に恨まれたり、妬まれたりしてその被害者になってしまう可能性があるわけだ。これは非常に厄介である。恨みや妬みを抱かれないよう自分の言動に気をつける必要があるのはいうまでもないが、たとえ十分注意していたとしても、知らぬ間にそうした感情を勝手にもたれてしまうことだってあるのだから。

ではどうすれば良いか。一つの方法はお守りを使うことである。あるときポートヴィラに住むトンゴア島民の友人から頼みごとをされた。日本の神社で売っている厄除けのお守りを買ってきてほしいというのである。彼は以前、政府機関に勤めていたことがあり、そのときに日本に留学したことがあった。それで日本のお守りのことも知っていたのである。

それにしてもなぜお守りが必要だったのか。邪術から身を守るためである。彼には気になっていることがあった。頭にできた禿である。政府機関を辞めた後、彼はヴァヌアツ人には珍しく古着屋の経営をはじめた。ところが、それから禿ができ、しかも次第に大きくなってきていたらしい。彼はそれが邪術によるものではないかと疑っていた。古着屋は結構繁盛していたが、そのことを妬む

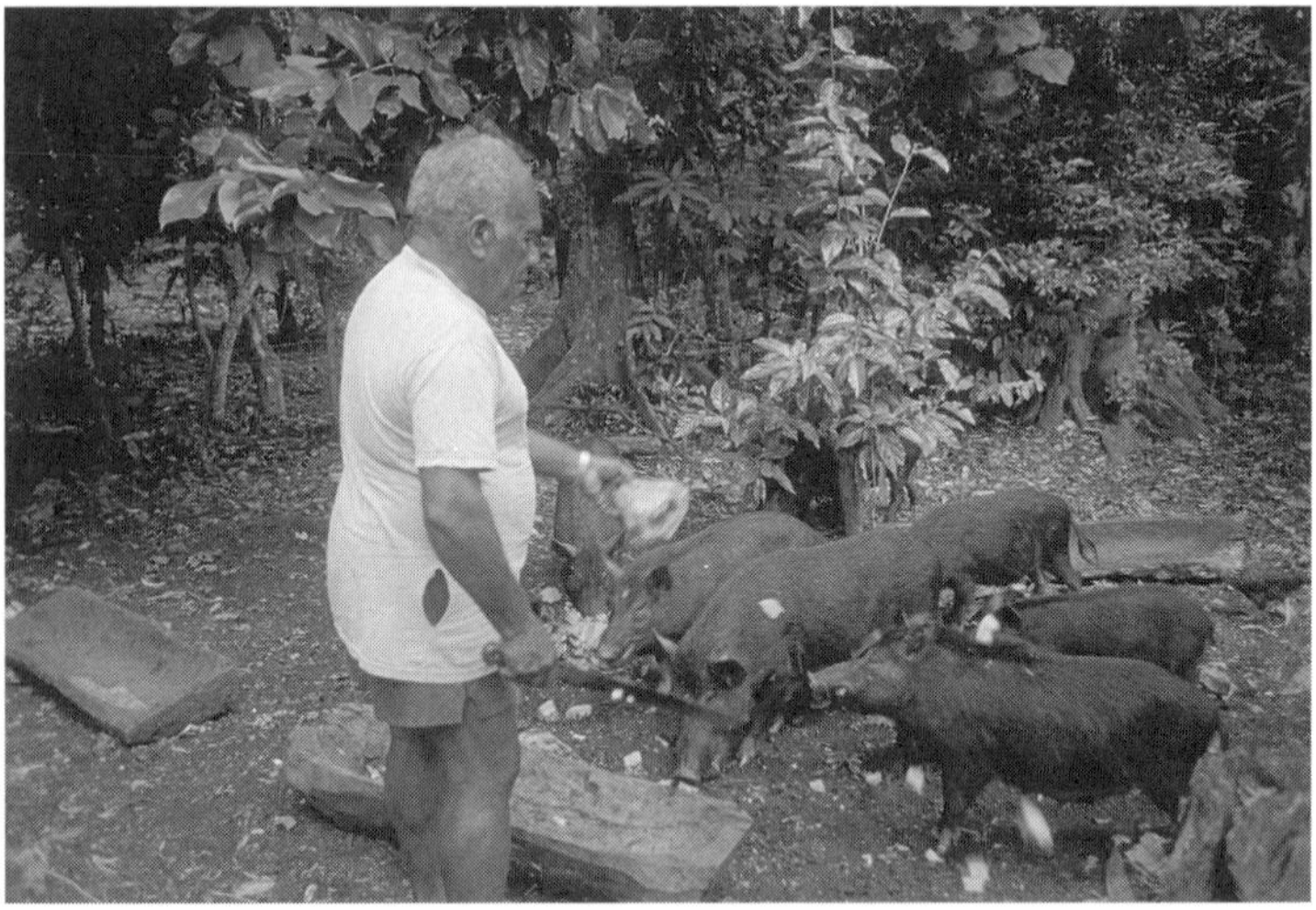

写真28　鉈でパパイヤを切り分け、飼っているブタに与えるブブ。ある村人によれば、鉈は邪術を防ぐためのお守りにもなるとのことだった。ブタはヴァヌアツの人々にとって重要な伝統的な財の一つである。1995年10月。

見知らぬ輩が邪術を仕掛けてきたために禿ができ、大きくなってきているのではないかというわけである。彼はすでに邪術から身を守るためのお守りを伝統医療の治療師からもらい受けていた。しかし、それだけでは足りないと思い、日本のお守りのことを私に依頼してきたのだった。

彼の頭にできた禿は、あるいは古着屋経営のストレスによる円形脱毛症だったのかもしれない。その真偽はさておき、彼のように邪術から身を守るためにお守りをもっている者は、ポートヴィラであれトンゴアであれ、珍しくなかった。お守りに使われるのは特定の植物やその枝、葉などであることが多く、日本のお守りのように売られてはいない。お守りに関する知識を豊富にもつ治療師などから入手し、身につけたり、自宅においておいたり、はたまた家の敷地に植えたり、埋めたりするのである。

病院などで治療を受けているにもかかわらず病状が一向に良くならないと、その原因として以上のような邪術、あるいは霊などが疑われ、伝統医療が使われることになる。第三章の災因調査によって把握することができたそうした傾向や、それに合致するものとしての私の病気の事例を踏まえるならば、人々は伝統医療と近代医療を、「伝統医療＝霊や邪術による病気に対処するもの」、「近代医療＝それ以外の病気に対処するもの」という形で、守備範囲が異なるものとして捉えていると考えることができる。だから、近代医療が普及しているにもかかわらず、伝統医療は近代医療が対処するものとは異なる病気を守備範囲とする対処法として、いわば役割分担するような形で使われ続けているのだ。隊員の任期が終わる頃、伝統医療が廃れることなく積極的に使われている背景について、私はそう理解するようになっていた。

4　仮説と検証

ところで、特定の人々の間で近代医療と伝統医療などが並存しているのはよくあることだが（というか、一つの対処法だけしかない場合の方が珍しいだろう）、そうした状況に焦点を当てた文化人類学的研究には豊富な蓄積がある。それらのなかでとくに太平洋の島々を対象とした一九九〇年代頃までの研究には、近代医療と伝統医療が対処する病気の領域を異ならせながら並存していることを指摘したものが多かった。この点からすると、先に触れたヴァヌアツの伝統医療に関する隊員時代の私の理解も、そうした研究の系譜に連なるものと位置づけることができる。良い意味でオーソドックス、逆にいえば月並みな捉え方といえるかもしれない。

しかし、一九九四年に予備調査のためにポートヴィラを再訪し、旧知の友人たちと話をしているうちに、次第にこの理解は間違ってはいないものの、それだけでは不十分ではないかと思うようになった。たとえば保健省を訪ね、トンゴア島民の女性スタッフと雑談していたときのこと。彼女はマラリア対策課のスタッフではなかったが、所属する課がマラリア対策課と同室だったので、隊員時代には日頃からよく話をする相手だった。再会を喜びあった後、再訪の目的を尋ねてきた彼女に対して、今度はマラリア対策ではなく、トンゴア島民の伝統医療に関する文化人類学的なフィールドワークをするつもりであること、とくに人々の間で伝統医療が活発に使われていることに関心があることなどを話した。そして、その背景に関する先述の自分なりの理解も披露した。

示唆的だったのはそれに対する彼女のコメントである。別に霊や邪術による病気のことが想定されていなくても、伝統医療が使われることはよくある。たとえば伝統医療の中核を占めている薬草のなかには、近代医療が対処してきたマラリアやデング熱といった病気、さらには近代医療をもってしても治療が難しいとされるガンなどの難病の治療にも効果があるとされるものがある。だから、人々の間では以前にも増して伝統医療が使われるようになっている。そんな話だった。

その後もポートヴィラに滞在している間、何度か同じような話を耳にした。いずれも友人たちと

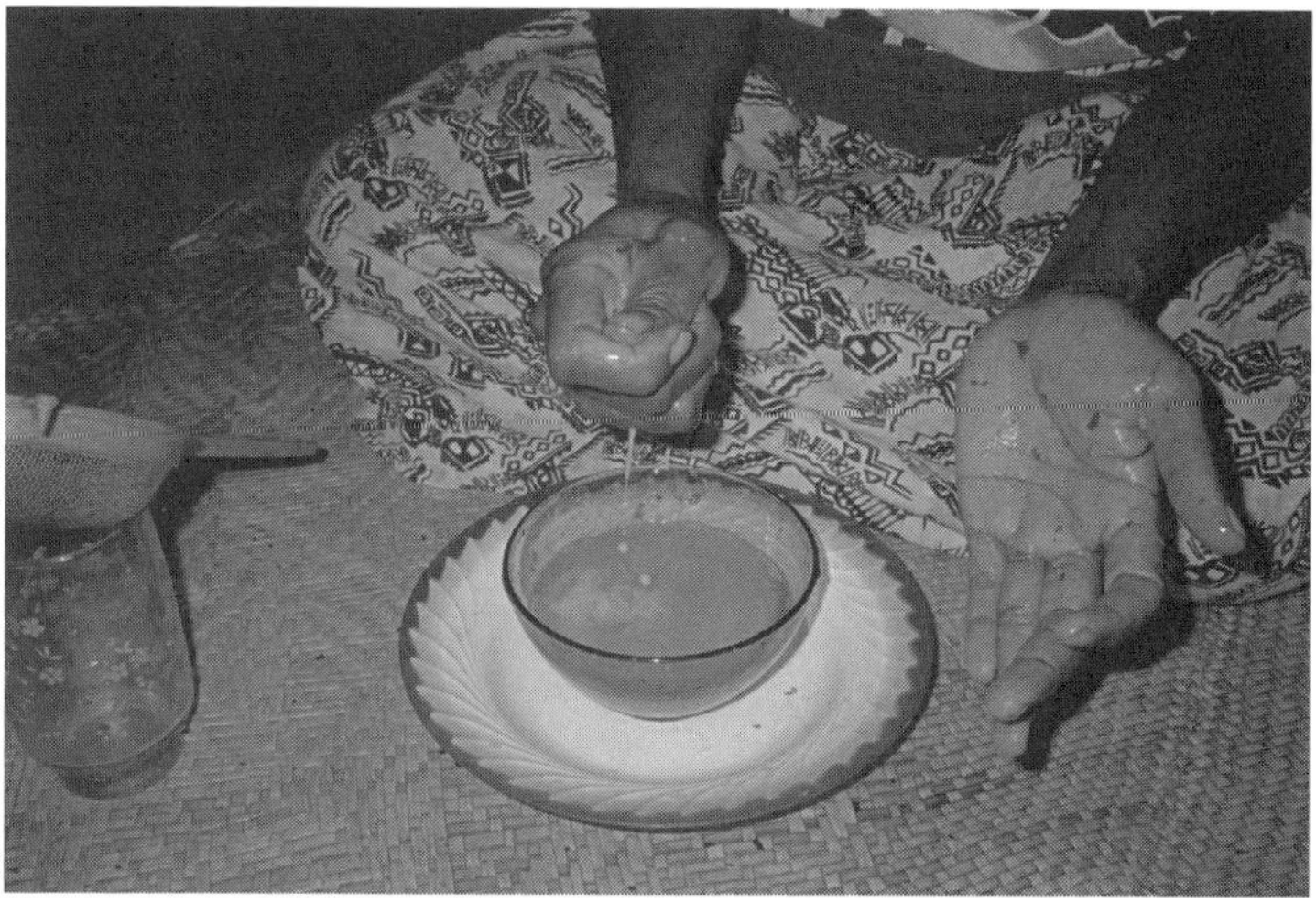

写真29　ポートヴィラの治療師が薬草の汁を水に搾り入れ、訪れた相手に飲ませる準備をしている。この治療師はトンゴア島民ではなくエマエ島民。薬草はトンゴアにかぎらず、ヴァヌアツ各地の伝統医療の中核を占めている。1994年８月。

再会し、雑談しているなかで出てきた話だから、先の彼女の場合もそうだが、どれも詳細な裏づけのない感想めいた簡単なコメントにすぎない。しかし、私にとっては考えさせられるものだった。それらのコメントを耳にするうち、伝統医療が積極的に使われている背景に関する自分の理解について、見直しが必要ではないかと思うようになった。だから、翌一九九五年にイタクマでフィールドワークをはじめたとき、まずポートヴィラで友人たちから聞いたコメントを仮説のようなものとしたうえで、それを検証するための情報を集めてみようと考えた。

そのためにやってみたことの一つに病歴調査がある。これは隊員時代に試みた災因調査とほぼ同じものだ。まず、調査対象者に過去三年間に罹った病気や症状を覚えているかぎり挙げてもらう。そして、個々の病気や症状について、それが現れたときはどのような様子だったか、その後どのような経過をたどり、いかに対応しようとしたか、診てもらった医師や治療師はどのような診断をし、いかなる措置をとったかといった具合に、発症してから治癒するまでの経緯を時間軸に沿って詳しく聞いて行くというものである。

調査は一九九五年の五月から七月にかけて行った。対象としたのはこの期間に村にいた成人全員である。その数五十九人（男性二十六人、女性三十三人）。なお、ここでは成人という語を十八歳以上の者を指す語として使っている。ヴァヌアツでは十八歳以上に選挙権が与えられる。

この病歴調査のほかにもう一つ、仮説検証のための情報収集の一環としてやってみたことを挙げておこう。当然のことだが、村人たちのなかには私が村に滞在している間に体調を崩したり、病気に罹ったりする者もいた。そんなとき、彼ら彼女らがそうした不調や病気をどのように捉え、いかにして対応しようとしているのかを、時間の経過とともにリアルタイムで観察したり、聞き取ったりした。先の病歴調査を現在進行形にしたような調査といえばイメージしやすいだろうか。観察や聞き取りのポイントも病歴調査の場合とだいたい同じである。

この調査にはフィールドワークの期間中を通して取り組み、村の誰かが具合が悪いと聞けば、出かけて行って観察や聞き取りをした。まるで救急隊員のようである。いや、救命の役に立たないカメラやノートなどしかもっていないので、救急隊員というよりもむしろ有名人を追いまわすパパラッチの方が近いか。いやいや、人が苦しんでいるところに出かけて行くのだから、パパラッチよりもたちが悪い。そんな私を厄介払いせず、観察や聞き取りをすることを許してくださった方々には感謝の念しかない。

この調査の対象となったのは、先に触れたイタクマの全成人五十九人に、十八歳未満の子どもたち二十八人（男の子十一人、女の子十七人）と、イタクマ出身のポートヴィラ在住者やほかの村出身の成人たち二十一人（男性八人、女性十三人）を加えた、計一〇八人である。後者の二十一人はいずれもフィールドワーク期間中、日数の長短はあれ、私と同じように村に一時的に滞在していた人々である。そうそう、二十一人のなかには私自身も含まれている。私も村にいる間に何度か体調を崩した。そのときに周囲の人々がその要因についてどのように捉え、いかなる対応をしたかについて観察や聞き取りをした。

5　近代医療の位置づけ

聞き取りに基づく病歴調査と、それを現在進行形にしたようなリアルタイムの調査の結果、一〇八人の人々から不調や病気の事例が二一九例集まった。そのうち四割弱にあたる八十四例は病歴調査によって得たもので、残りの一三五例はフィールドワーク期間中に観察や聞き取りをしたものである。フィールドワークの期間が一九九五年四月から翌年四月までで、その間に直接見聞した事例が一三五例だから、単純に計算すると二日から三日に一例というペースで不調や病気が起きていたことになる。ただ、これはあくまでも平均の勘定で、実際には立て続けに何人かのところに出かける忙しい日もあれば、しばらく暇な日が続くときもあり、全体としてはむしろ後者の方が多かった。

ところで、第四章で触れたように、トンゴアでは十九世紀後半に長老派のノルウェー人宣教師がキリスト教の布教活動をはじめた。そして、彼の帰国後は後任の宣教師たちが活動を引き継いだ。これら歴代の宣教師たちは布教活動のかたわら、人々に対して近代医療に基づく簡単な施薬や外傷の手当てなどもしていたという。とすると、フィールドワークの時点で、トンゴアに近代医療が入ってきてからすでに少なくとも百年あまりが経っていたことになる。トンゴアの人々にとって、近代医療は決して馴染みの薄い新奇な存在ではないのである。

時代が下って一九五〇年代になると、長老派は島の西側（イタクマの位置する側とは反対側）に診療所を開設した。医師は常駐しておらず、患者への施薬だけをするささやかなものだったようだが、島では最初の近代医療の施設だった。この診療所は独立後、長老派から政府に引き継がれて国立の保健所となり、外国の援助によって設備が拡充した。フィールドワーク当時は看護師、助産師、臨床検査技師が一人ずつおり、患者に対する施薬や簡単な外科手術、分娩介助、マラリアの検査などをしていた。また、ベッド数はわずかだが、小さな入院病棟もあった。この保健所には隊員時代にトンゴアに一週間ほど出張したとき宿泊し、保健所のスタッフたちに蚊帳の配布作業を手伝ってもらっていた。そのため、彼らとは顔馴染みで、フィールドワーク中も島の医療事情や病気にかかわることなどを折に触れて教えてもらった。

保健所まではイタクマからだと歩いて二、三時間かかる。だが、もっと近いところに、簡単な施薬や外傷の手当てなどをしてくれるエイドポストという小さな医療施設があった（図4、92ページ）。エイドポストは政府ではなく村が運営するものである。そのため、建物も国ではなく村が用意する。利用できる既存の建物がない場合、村人たちが協力して建てることもある。また、エイドポストで働くのはボランティアで、それもエイドポストを運営する村が村人のなかから選ぶ。ただ、ボランティアのトレーニングや薬などの供給は政府が行う。なお、当時、トンゴアのエイドポストにはボランティアの村人のほかに青年海外協力隊員の看護師がおり、この隊員を通じてエイドポストの利用者にみられる病気の傾向などを知ることができた。

フィールドワークのときに島にあった近代医療の施設は、このエイドポストと先の保健所の二つである。エイドポストを運営していたのはイタクマの北隣にあるマタンギを含む三つの村で、イタクマではなかった。しかし、比較的近くにあるのでイタクマの人々も結構利用していた。ただ、施薬や外傷の手当てを受けるたびに、少額（日本円にして百円ほど）とはいえ現金を支払わねばならなかった。他方で、国立の医療施設は診察費や治療費が無料である。加えて、保健所はエイドポストよりも設備が充実しているため、村から遠いものの、エイドポストに行かずに最初から保健所へ出かける者も少なくなかった。

どちらにしろ、人々はそれほど大きな経済的負担を強いられることなく、近代医療の施設を利用できる環境にあった。そのせいか、二つの調査によって集めることのできた二一九例の事例でも、保健所やエイドポストといった近代医療だけが使われている事例が九十四例もあった。それに加えて、残りの一二五例のうち七十七例は近代医療と伝統医療が併用されている事例である。したがって、何らかの形で近代医療が使用されている事例を数えると一七一例になり、全体の八割弱に達する。

一方、そこまで多くはないけれども、伝統医療が使われている事例もかなりの数に上る。伝統医療だけが使用されている事例（四十八例）に、近代医療と伝統医療が併用されている事例（七十七例）を加えると一二五例となり、全体の六割弱を占める。

また、二つの調査で対象とした一〇八人のうちフィールドワーク期間中、もしくは病歴調査で対象とした過去三年間に伝統医療を使ったことのある者を数えると、八十六人に上る。さらに、残りの二十二人のうち十人も調査対象期間よりも前、つまり四年以上前に伝統医療を使用した経験があった。したがって、両者をあわせると伝統医療の利用経験者は九十六人に達し、全体の九割弱になる。調査対象者のほとんどが伝統医療を利用したことがあったわけである。

近代医療が盛んに利用されている一方で、伝統医療も見劣りしない存在感を放っている。そのことにあらためて興味をそそられた。それでは、伝統医療はどのような場合に使われているのだろうか。集めることができた事例にそくしてみて行くことにしよう。

6　治療師の特徴

伝統医療が使われていた事例のなかには、第三章で取り上げた私の病気の事例のように、最初は近代医療が使用されていたものの、症状が良くならなかったり、逆に悪化したりしたために、その原因として近代医療では対処することのできない霊や邪術などが疑われ、伝統医療が選択されているというものがある。しかし、症状が現れたときからそうした原因が想定され、最初から伝統医療が使われていた事例もある。たとえば次のような事例である。

一九九五年十二月四日の早朝、サム爺さんは、頭、歯、首、背中の痛みと悪寒を感じて目が覚めた。寝床から出て朝食をとろうとしたものの、歯が激しく痛み、食べ物を食べることはおろか飲み物さえ飲むことができない。ほどなくして再び寝込んでしまった。症状のあまりの激しさに霊や邪術による病気に罹ったのではないかと思った爺さんは、近所に住むオイの妻にレベッカを呼びに行かせた。レベッカは五十歳代の女性で、伝統医療の治療師である。

やってきたレベッカは爺さんの様子を診たり、症状のことなどを聞いたりした後、自宅へ帰って行った。そして、その日の夜、寝ている間に症状の原因が何であるかを探った。その結果、彼の症状はオイの亡き父の霊によって引き起こされていることがわかった。ちなみに、オイの母親は爺さんの姉妹で、彼にとってオイの亡父は義理の兄弟ということになる。

レベッカの説明によれば、爺さんが病気になったおおまかな経緯は次の通りである。発症する二日前の十二月二日に別の村で葬式があり、オイが棺をつくった。彼は棺を完成させた後、遺族に引き渡した。しかし、普通ならばブタなどの贈り物も一緒に渡さねばならないのに、棺だけを渡してしまった。これはトンゴア島民の慣習に則った適切なやり方ではない。オイと一緒にいた爺さんにはそのことがわかっていた。ところが、彼はオイに贈り物も一緒に渡すよう指示しなかった。これをみたオイの亡父の霊は、爺さんがオイの面倒をしっかりみていないものと思い込み、怒って葬式にむかう途中だった爺さんの首のあたりをもっていた杖で打ち据えた。そのため、彼は先述のような激しい症状に突然見舞われたのである。

しかし、何でまた爺さんは、自分の実の子どもならともかく、オイの面倒をしっかりみていないという理由で、オイの亡父の霊に病気にされてしまったのだろうか。

オイにとって爺さんは母親の兄弟、つまり母方オジにあたる。トンゴア島民の間でオイとその母方オジの関係は特別なものと捉えられている。第二章で触れたようにオイには母方オジの名前がつけられることが多いし、母方オジはオイの人生の節目に行われる儀礼で定められた役割を果たさねばならない。さらに、日常生活のなかでも実の両親以上にオイに対して社会的なルールや伝統的な慣習などを教えたり、オイが重要な決断をしようとしているときに助言をしたりする必要がある。

このようにサム爺さんはオイに対して重要な役割を果たすべき立場にあった。ましてや葬式のときの棺の受け渡しのようなおおやけの場での作法とくれば、そうした慣習を未だよくわかっていない若輩のオイに対して、母方オジである爺さんがきちんと教える必要があった。加えて、オイの母親は認知症に罹っており、彼が村で頼りにできる年輩の親族は爺さんだけだった。つまり、爺さんは母方オジとして、また唯一の年輩の親族として、オイをしっかり教え、導かねばならない立場にあった。しかし、棺の件でオイの亡父の霊にそうした役割を怠ったとみなされ、病気にされてしまったわけである。

爺さんはその後数日、寝込んでいた。しかし、症状が出てから六日後の十二月十日までにはほぼ快復した。この間、レベッカの薬草による治療を受けた反面、エイドポストにも保健所にも行くことはなかった。

このサム爺さんの事例のように、身体に突然激しい痛みが出た場合、人々は症状が現れたときから霊や邪術といった原因を想定し、最初から伝統医療を使うことが多かった。また、脱力感や疲労感が続いたり、突然気を失って倒れてしまったりする（卒倒する）といった場合、さらには子どもが夜泣きをして眠らない場合などにも、同じように霊や邪術などの関与が疑われ、最初から伝統医療が選択される傾向がみられた。

ところで、サム爺さんの事例のなかで彼の症状に対処したのはレベッカという女性治療師だった。イタクマには彼女と、私が生活をともにしたタータ、そしてタータよりもさらに年上（七十歳代）の男性の三人の治療師がいた。こうした治療師のことをナマクラ語ではナムヌアという。トンゴアにはナムヌアとして知られている者が二十四人いた。

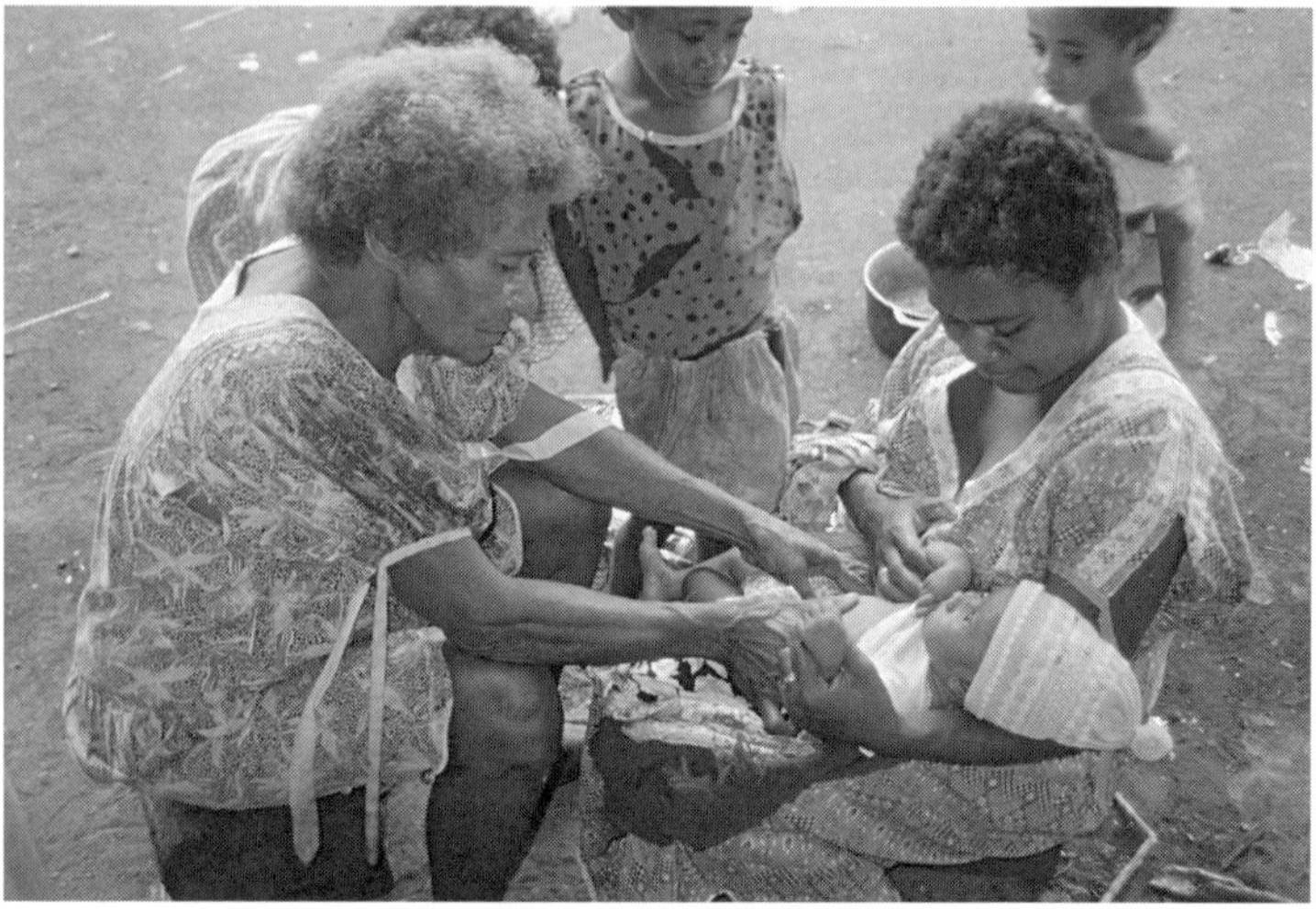

写真30　生後４カ月の女の赤ちゃんの腹部をマッサージするタータ。よく咳をするため、心配した母親が連れてきた。しかし、雨季の暑い時期なのにニットの帽子をかぶせられている。汗疹ができないか心配。1996年２月。

治療師たちは皆、薬草に関する豊富な知識をもっている。また、病気を治すための呪文を知っている者も少なくなく、女性の場合は産婆の役割を果たしたり、さまざまなマッサージを施したりもする。ただ、これらの知識や技術をもっていることが、治療師を治療師たらしめている特徴というわけではない。実際、一般の人々のなかにも治療師並みに薬草の知識をもつ者がいる。

では、治療師と一般の人々の大きな違いは何かといえば、病気の原因を特定するための技術をもっているかどうかである。それをもっている者がナムヌア、つまり治療師なのだ。治療師たちの多くは次のようにして病気の原因を特定する。治療師の魂は寝ている間に身体から抜け出し、霊の世界に赴くなどしてさまざまな体験をするという。それらはすべて夢として立ち現れる。この夢を手がかりにして治療師たちは病気の原因がどのようなものかを把握するのである。こうした手法を本書では「夢見」と呼ぶことにしよう。夢見はトンゴアの治療師たちが使ってきた伝統的な手法と捉えられており、二十四人の治療師のなかではイタクマの三人を含む二十人がこの手法を使っていた。

二十四人の治療師たちのなかには隊員時代に私の病気を診てくれたパコアとアリスもいる。二人はイタクマの南西に位置するエウタ村で暮らしていた。ただ、彼らが病気の原因を特定するときに使っていたのは夢見ではなく、神に祈っているときに眼前に立ち現れるビジョンである。こうした手法を使う治療師はトンゴアではほかに一人しかおらず、夢見をする治療師に比べると珍しい。夢見を伝統的な手法とすれば、神への祈りに基づくビジョンを用いた手法はキリスト教的色彩の強いものといえるかもしれない。

ただ、夢見を行うにしろ、ビジョンをみるにしろ、トンゴアの治療師たちはいずれも、病院の医師のように病気の治療で生計を立てているわけではない。治療師たちは畑仕事をしていないときなどの余暇時間を利用して、訪ねてくる人々の病気に対処する。診てもらった者は畑の収穫物や少額の現金などを治療師に贈ることが多い。しかし、それは必ずすべきこと、つまり支払のようなものではなく、お礼のしるしに近い。だから、贈られる物もまちまちだし、そもそも治療師の側からそれが要求されることもない。

7　理解の見直し

さて、先に触れたように、二つの調査によって集めることのできた二一九例の事例のなかで伝統医療が使われている事例は一二五例あった。このうち、サム爺さんの事例のように、症状が現れたときから霊や邪術などがかかわっていることが疑われ、最初から伝統医療が選択されている事例は十九例。これに対して、私の病気の事例のように、まず近代医療が使われた後、霊や邪術などの関与が想定されて、伝統医療が選択されている事例も二十例とほぼ同じくらいあった。

ただ、これらの事例はどれも、近代医療では対処することのできない霊や邪術などが原因として疑われ、伝統医療が使われている点では同じである。また、隊員の任期が終わる頃の私の伝統医療に関する理解とも重なるものだ。つまり、「伝統医療＝霊や邪術による病気に対処するもの」、「近代医療＝それ以外の病気に対処するもの」という理解に合致するもの、あるいはそうした理解の裏づけとなるような事例である。

しかし、一二五例の事例をみてみると、以上のような事例よりもむしろ、霊や邪術といった原因がとくに想定されることなく伝統医療が使われている事例の方がはるかに多い。具体的にいうと八十六例で、一二五例の七割弱に上る。

では、それらの事例のなかで伝統医療はどのような形で使用されているのだろうか。八十六例の

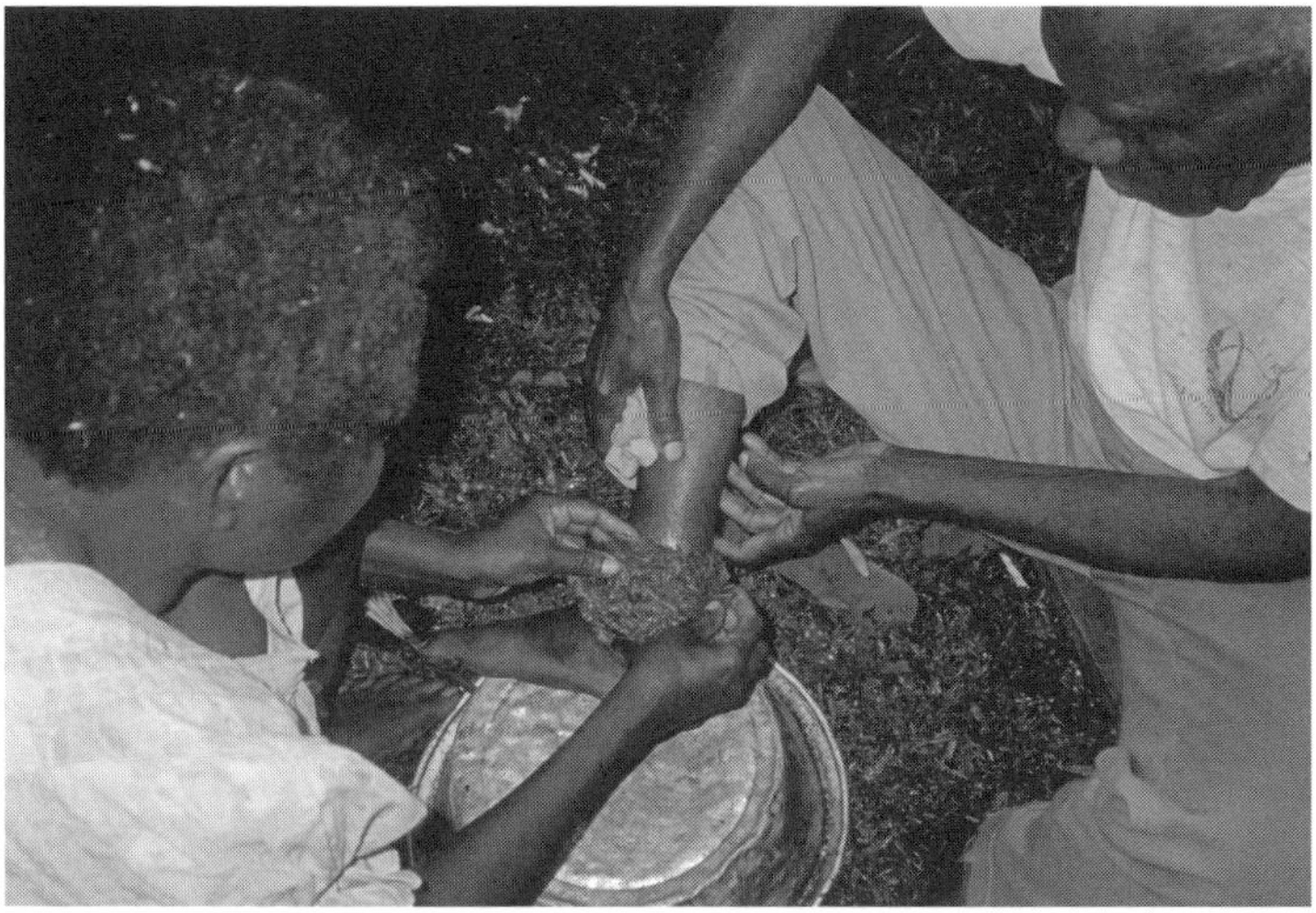

写真31　イタクマの隣のマタンギ村の女性治療師が老人のくるぶしに薬草の葉を貼りつけている。男性のくるぶしには化膿した大きな傷がある。治療師によれば、石に宿る精霊の仕業であるとのことだった。1995年6月。

うち六十六例では伝統医療が症状に対処するために使われている。短い事例だが具体例を一つ取り上げよう。私が当事者の事例である。

フィールドワークが佳境を迎えつつあった一九九六年一月二十九日の朝、私は下痢に見舞われ、夜には腹痛も覚えるようになった。日本から持参した整腸剤を飲んだものの、下痢と腹痛は翌日以降も続いた。タータにその話をしたところ、下痢のときにはタロイモを食べれば良いとのことで、一日三食タロイモの煮たものを出してくれた。

また、私が下痢に悩まされていることを聞いた村の男性（四十歳代）からは、下痢に効くという薬草を教わった。シマニシキソウという植物で、その花を偶数個食べれば良いという。あくまでも偶数個でなければならず、奇数個食べても効果がないというところがおもしろい。早速、教え通りにブブの家の庭に生えていたシマニシキソウの花を六個摘み、食べてみた。その三日後、下痢と腹痛は治まった。

この事例のなかではシマニシキソウの花を食べることが伝統医療の対処法にあたるが、それは症状に対するいわば対症療法的なものであり、下痢や腹痛の原因として霊や邪術などは想定されていない。というか、そもそも原因自体に別段関心が払われていない。

事例ではまず近代医療（整腸剤）が使われたものの、症状が続いたために伝統医療（シマニシキソウの花）が選択されている。これに対して、エイドポストや保健所を訪れる前に応急措置的に伝統医療が使われている事例もある。伝統医療のそうした使われ方は、エイドポストや保健所が開いていない夜間や休日などに症状が現れた場合に、しばしばみられるものだった。ただ、この場合も、先の私の事例と同様、症状の原因として霊や邪術などがとくに疑われることはなく、伝統医療が対症療法的に用いられている。

そのように応急処置的な形であれ、私の事例のようにそうでない形であれ、症状に対して伝統医療が対症療法的に使われている事例は六十六例ある。霊や邪術といったものの関与が想定されることなく伝統医療が使用されている八十六例の大半が、そうした事例であるわけだ。しかし、ほかに二十例の事例が残っている。これらはどのような事例なのだろうか。やはり短い事例だが、もう一つだけ具体例を紹介しよう。

病歴調査の二年前（一九九三年）、ミッシェルは排尿時に痛みを感じたり、疲労感や食欲不振に襲われたりするようになった。島の保健所で診てもらったが、どこにも異常はなく、とくに病気ではないという。しかし、自覚症状はなくならない。ちょうどポートヴィラに上京する機会があったので、ヴィラ中央病院であらためて検査してもらうことにした。その結果、淋病に罹っていることが判明した。

薬をいくつか処方してもらい、しばらく服用した。ところが、症状は一向になくならない。そこで、イタクマに戻ったミッシェルは、淋病に効く薬草を知っているというマタンギ村の治療師の女性（六十歳代）を訪ねた。彼女が教えてくれたのはインドシタンという植物だった。彼は教わった通りにその芽を六個摘み、一日三回、一週間食べ続けた。その後、症状はなくなった。

この事例では、近代医療（ヴィラ中央病院）のもとで病名（淋病）が特定された後、その病気に対して伝統医療（インドシタンの芽）が使われている。したがって、伝統医療は症状に対処するために使用されているわけではない。病気それ自体に対処するものとして使われており、二十例の事例はいずれもそうである。これらの事例のなかで伝統医療によって対処されている病気を事例の多い順に挙げると、デング熱（九例）、マラリア（七例）、淋病（先の事例を含めて三例）、高血圧症（一例）である。

二十例の事例ではミッシェルの場合と同じように、病院や保健所といった近代医療によって病名が特定された後、伝統医療が使われており、そのときには原因として霊や邪術などは疑われていない。あくまでもデング熱、マラリア、淋病、高血圧症として捉えられたうえで、そうした病気に効果があるとされる伝統医療が使われている。使用されているのはミッシェルの事例のようにいずれも薬草である。

これまでみてきたように、病歴調査などによって集めることのできた事例からは、伝統医療が霊や邪術などによる病気だけにとどまらず、そうしたものと関係づけられない症状や、近代医療のもとでデング熱やマラリアなどと病名が特定された病気に対しても使われていることが明らかになった。こうした伝統医療のあり方は、「伝統医療＝霊や邪術による病気に対処するもの」、「近代医療＝それ以外の病気に対処するもの」という理解に合致しない。したがって、この理解は見直しが必要である。

事例から明らかになった伝統医療のあり方は、むしろ予備調査のときにポートヴィラで友人たちから聞いたコメントの、「伝統医療の薬草のなかには、近代医療が対処してきたマラリアやデング熱などの病気の治療に効果があるとされるものがある」という部分と一致する。私は友人たちのコメントを仮説のようなものとしたうえで、フィールドワークのときに検証してみようとしたが、結論をいえば仮説は部分的に正しいことが明らかになったわけである。

第六章　村で暮らす

1　命の水

ここまで、フィールドワークのときに行った調査のことや、その結果わかったことなどについて書いてきた。フィールドワークや調査は、いうまでもなくイタクマでブブたちとともに暮らしながら行ったものである。しかし、村での生活の様子には未だそれほど触れていない。そこで、この章では話題を伝統医療からそちらの方に移すことにしよう。

すでに書いたようにヴァヌアツの一年は雨季と乾季にわけることができ、雨季にはサイクロンに見舞われることがある。フィールドワークをしているときにもトンゴアの近くを通過したことがあった。サイクロンが近づき風雨が一段と強さを増してくると、村人たちのなかには、自分の家の敷地にある、ふだんは使っていない家屋に避難する者が少なからずいた。

こうした家屋はいずれも椀を伏せたような形をしている。屋根のひさしが地面にくっついたような格好になっているので、どこからが屋根でどこからが壁なのかはっきりしない。家屋の正面には屈まないと入れないような低くて横長の出入り口があるが、窓はまったくない。内部は部屋で区切られておらず、一つの大きな空間があるだけだ。そこは土間のような状態になっており、床がないので使う場合はゴザを敷く。

トンゴアの家屋は元来こうしたものであったらしい。しかし、フィールドワークの時点では、木材や竹、サゴヤシの葉といった伝統的な素材を使ってはいるものの、外見は三角屋根に壁と窓のある洋風の家屋や、ブブの家の母屋のようにトタンやコンクリートといった伝統的な素材ではないものを使い、外見も洋風の家屋が多数を占めるようになっていた。ただ、イタクマでは先述の椀を伏せたような伝統的な家屋に住んでいる者も珍しくなく、洋風の家屋に住んでいる人々の場合もたいていは同じ敷地内にそうした家屋をもっていた。ブブたちもそうで、敷地にはふだんは使われていない伝統的な家屋があった。

三角屋根の洋風の家屋は強風でひさしのところから屋根がめくりあげられ、飛ばされてしまうことがあるらしいが、伝統的な家屋はひさしが地面にくっついた形になっているので、そうした危険がないという。サイクロンがやってきたとき、村人たちはその屋根の上にさらに木材やサゴヤシの葉などを重しとして固定し、屋根が飛ばされないよう万全を期したうえでなかに避難していた。伝統的な家屋は日常的に住むための家屋からサイクロン襲来時のシェルターへと役割を変え、使われ続けているわけだ。

ところで、人々にとってサイクロンは、暴風雨や高波などの災害をもたらすこともある厄介な存在である。しかしその反面、サイクロンのときなどに降る雨は水を確保するうえでなくてはならな

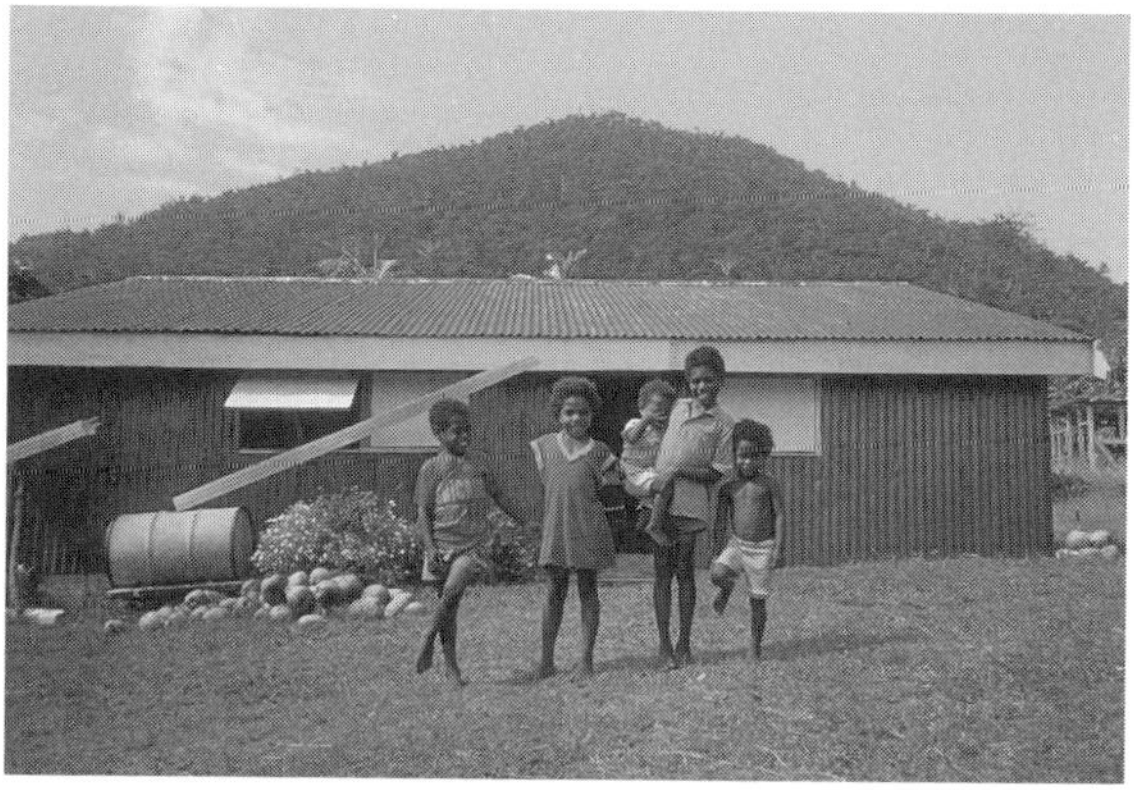

写真32　ブブの孫たち。後ろがブブの家の母屋。左側のドラム缶に雨水を溜める。背後のマヒラコムの山頂には第二次世界大戦中、日本軍の動向を見張るため、アメリカ軍の偵察要員がいたこともあったらしい。1995年5月。

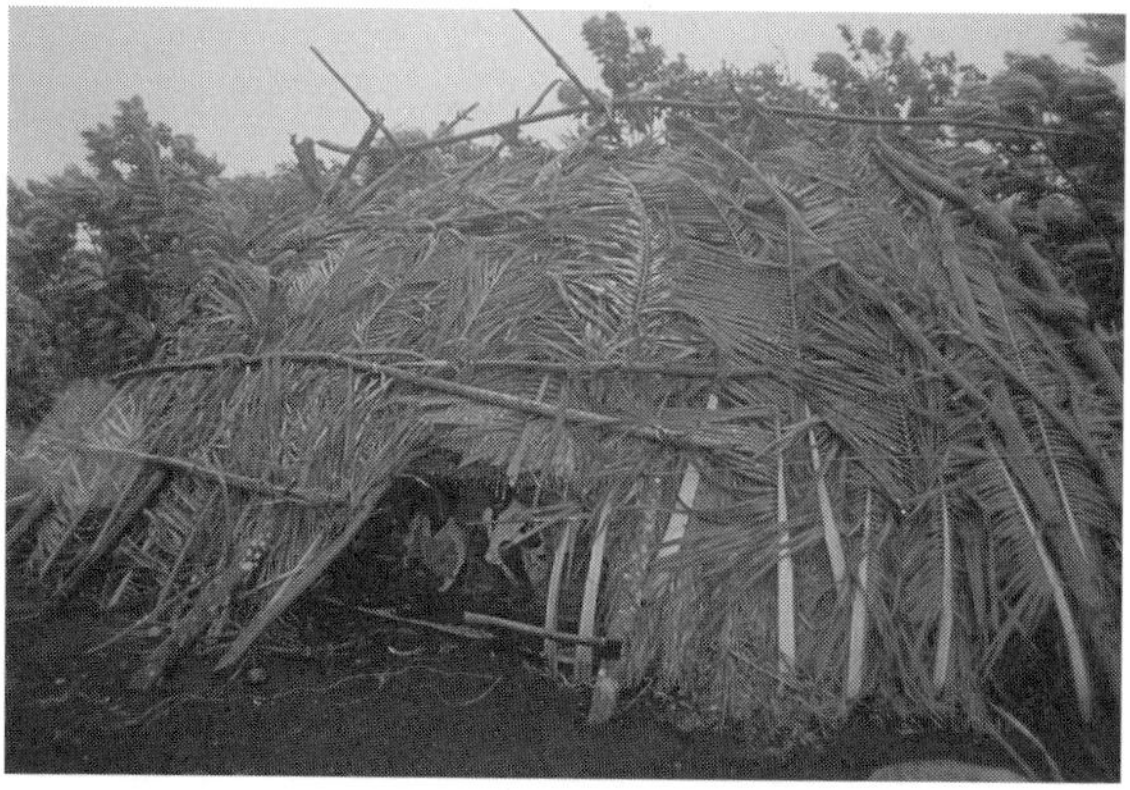

写真33　サイクロンがやってきた！伝統的な家屋の上にサゴヤシの葉などを木材で固定し、屋根が飛ばされないようにする。入口の奥に女の子たちがしゃがんでいるのがみえる。猛烈な風雨だったが、彼女たちは嬉しそうにはしゃいでいた。イタクマにて。1996年3月。

いものだ。というのも、トンゴアには雨の代わりに水の供給源となる池や川がないからである。

山々の中腹には水が湧き出ている小さな泉が何カ所かある。イタクマの近くの山にもそんな泉があり、村の広場などに設けられた三つの水くみ場まで、高低差を利用してパイプをつなげただけの簡単な水道がひかれている。村人たちは水くみ場の蛇口からバケツなどに水をくみ、自分の家に持ち帰る。しかし、泉はとても小さく、晴天の日が続くと涸れてしまう。また、泉の取水口には管が差し込まれているだけで、ポンプによって水がくみ上げられているわけではない。そのため、水くみ場に行っても蛇口から水が出ないということがよくあった。とくに雨の降らない日が続く乾季になると、そんな日が一週間以上続くことも稀ではなかった。

こうした事情から、どの家にも雨水を溜めておくための使い古したドラム缶や自家製の貯水槽などが備えられていた。ブブの家にもドラム缶と、地面を掘って周囲をセメントで固めただけの貯水槽が一つずつあった。どちらにも屋根から雨樋をつたって雨水が溜まるようになっており、水道が使えないときはその水を使っていた。

ところで、重要なライフラインとしてよく挙げられるものに電気、ガス、水道がある。この三つのなかでもとりわけ重要なものは何だろうか。話が溯るが、隊員時代にポートヴィラで暮らしていたときには電気、ガス、水道のいずれも使うことができた。任期中の前半と後半で違う家に住み、最初の家には電話がなかったけれども、どちらの家にも電気も水道もきており、ガスもプロパンガスを使えた。そのため、洗濯機や掃除機といったいくつかの電気製品はなかったものの、日本にいたときと表面的にはさほど変わらない生活をすることができた。

対照的に、イタクマには電気もガスもきておらず、水道にしても、いつも水が出るとはかぎらない代物しかなかった。生まれてはじめてそんな生活条件のなかで暮らしてみて実感したのは、水の際立った重要性である。電気がなくても日が暮れればランプを使えば良いし、灯油が切れてしまってランプも使えない場合は寝てしまえば良い。ガスがなくても煮炊きには薪や炭を使えば済む。しかし、水がなければそもそも生きて行くことができない。

ブブたちの家ではドラム缶の水は日々の飲み水や炊事に、貯水槽の水は洗濯や水浴びに使いわけていた。貯水槽の水を飲み水や炊事に使用しないのは、覆いや蓋のようなものが貯水槽にはないため、落ち葉などのゴミが浮かび、デング熱を媒介するネッタイシマカのボウフラが湧いているうえ、水の色も濁っているからだった。水道から水が出ず、しかも雨が降らない日が続いてドラム缶の水がどんどん減って行くのを目にしたときは、心細い気分になったものだ。貯水槽は縦横深さともに三メートルから四メートルほどと大きいものだったので、その水をすべて使い尽くす事態になることはさすがになさそうだった。けれども、ボウフラが湧いている濁った水を、洗濯や水浴びに使うのは仕方ないとしても（きれいにならなさそうだが）、飲み水や炊事に使用するのは避けたかった。幸い心配は杞憂に終わり、フィールドワーク期間中にそんな事態になることはなかったが。

かつて村人たちは泉の水が涸れ、溜めていた雨水も底をつきそうになったときには、残されたわずかな水を炊事にしか使わないようにし、足りない場合は海水を使用したという。また、飲み水の代わりにココヤシの実のジュースを飲み、洗濯には海水を使い、水浴びも海でしたらしい。まさにサバイバルである。

2　村と街の深いつながり

島の人々のほとんどは、主食のヤムイモやタロイモ、マニオク（キャッサバ）といったイモ類のほか、バナナや野菜類、カヴァなどを焼畑でつくり、ブタやニワトリなどの家畜を飼いながら、半ば自給自足的な生活を営んでいた。かつてはココヤシの実の果肉を乾燥させてつくったコプラを売れば、島にいてもある程度の現金を得ることができたらしい。油脂分の豊富なコプラはせっけんやろうそくなどの原料となるもので、以前は太平洋の島々で広くつくられていた。しかし、市場価格が下がってしまってコプラで現金を得ることが難しくなり、それに代わるめぼしい換金作物などもないため、保健所のスタッフや小学校の教師といった少数の人々（たいがい公務員である）を除けば、トンゴアで現金収入を確保し続けることは不可能に近い。

そのこともあってポートヴィラやルガンヴィルに出稼ぎに行ったり、移り住んだりする人々が非常に多い。また、これらの街と村の間には人々の往来が絶えず、必然的に村の人口も常に変動している。第四章で触れたように、フィールドワークをはじめたときに村人たちの家を訪ねながら数えてみたところ、イタクマの人口は一五一人だった。しかし、その数はフィールドワークの期間中、一四〇人から一八〇人の間で常に増減し、七月三十一日の独立記念日とその前後、および十二月から一月にかけてのクリスマス休暇のときには大幅に増えた。

これらの期間中に村にやってくる人々のほとんどはポートヴィラなどで定職に就いている人々で、休暇期間が終わると街に戻って行く。しかし、定職に就いていない人々のなかにも、「手が空いているから畑仕事を手伝いに来た」などといいつつ、街から村に戻ってきてそのまましばらく村に居着いたり、逆に街にぶらっと出かけて行ったまま戻ってこなかったりする者が多い。

ポートヴィラとトンゴアの間には飛行機が週三便飛んでいた。ただ、所要時間は四十分くらいと短いが、料金は片道数千円と高価だった。そのため、定職に就いていない人々はもっぱら船を利用していた。船は月に二、三便と少ないものの、片道千円かそれ以下の料金で乗ることができ、しかも飛行機と違って荷物もたくさんもって行ける。難点は、ポートヴィラのあるエファテ島とトンゴアの間に点在するエマエ島などの島々にも立ち寄るので、ポートヴィラからトンゴアまで丸一日かかること。また、使われているのが漁船か貨物船のようなおんぼろ船で、甲板や船倉くらいしか乗客の居場所がなく、乗り心地が劣悪なことだった。

隊員時代、エマエに出張したときに船を使った。霊的存在によって病気にされてしまった例の出張のときである。ポートヴィラを夜遅く出港し、翌日の午前中にエマエに寄った後、夜トンゴアに着く。そして、再びエマエなどの島々に寄りながらポートヴィラに戻ってくるという船だった。

小型の漁船のような小ささで、乗客は甲板の下の船倉で雑魚寝するしかない。ヴィラ湾から外洋

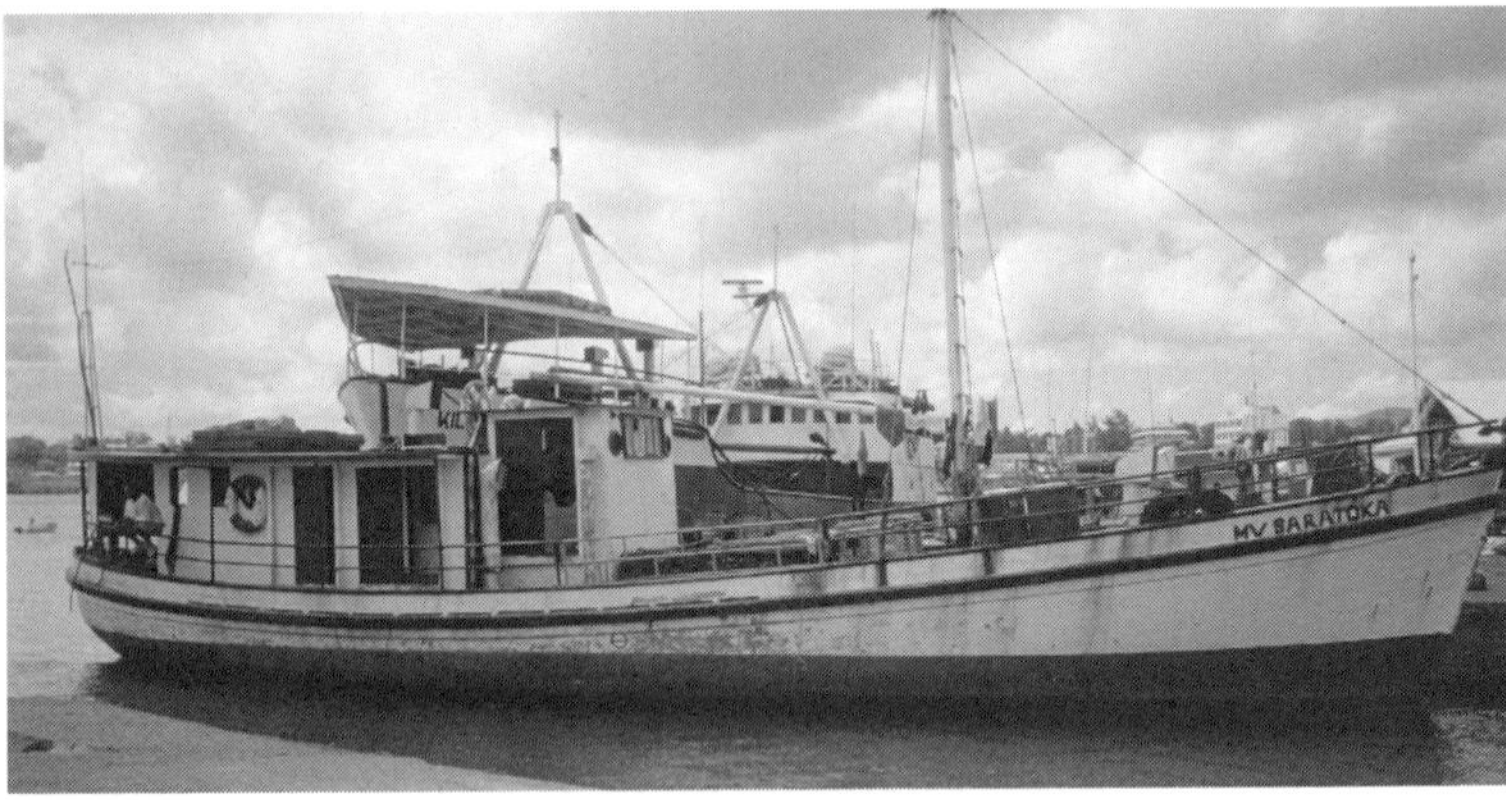

写真34　ポートヴィラの埠頭に停泊中の船。ヴァヌアツの島々を結ぶ定期船の一つ。一見すると漁船のようである。これより大きな船もあるが、私がエマエ島出張の際に利用した船はこれよりさらに小さかった！1995年10月。

に出ると大きく揺れて船酔いするので、同行したマラリア対策課の同僚に「カヴァを飲んで先に寝てしまった方が良い」とアドバイスされ、出港前にカヴァをしこたま飲んで船倉にもぐり込んだ。しかし、荷物がたくさん積み込まれており（船倉だから当然だ）、横になれるスペースがみつからない。かろうじて麻袋の積荷の上にスペースを確保したものの、布団やマットレスの上ではないので寝心地は最悪。せっかくカヴァを飲んだのになかなか寝つけない。

そうこうしているうちに船は出港し、しばらくして外洋に出た途端、大揺れとなった。カヴァの酔いは完全に吹き飛び、もはや寝ているどころではない。しかも乗員と乗客あわせて三十人から四十人くらいは乗っていたと思うが、トイレが一つしかない。おまけに船酔いした客が入れ替わり立ち替わり占拠しているのか、常に使用中である。仕方なく夜更けに人気のない甲板に出て海にむけて小用を足した。しかし、大きな揺れのなか、片手で船につかまっているだけでも大変である。闇夜のなか「このまま海に転落したらみつけてもらえず、確実に助からないだろう」と思い、必死で用を足した。そんな思いをしながら用を足したのは後にも先にもこのときだけである。

すでに書いたように、高所恐怖症の私にとって、小さなプロペラ機での移動はできることならば避けたい恐ろしいものだった。さりとて船の移動も大変である。幸い船酔いして戻したりすることはなかったので船には強い方なのかもしれないが、便数は少ないし、何よりも乗り心地が悪くて時間がかかる。そんなわけで、ポートヴィラとトンゴアの間の移動はもっぱら飛行機を使っていた。恐怖心に耐えながら。

私の話はさておき、飛行機や船を使って街から村にやってくる人々、なかでも定職に就いている人々は、村で暮らす家族や親族のために街でしか買えないものや現金を持参する。村の人々はその現金を使ってランプに使う灯油や子どもの文房具といった必需品を購入する。一方、村の人々もポートヴィラに上京するときはたいてい畑の収穫物などを手土産にもって行く。このように人だけでなくモノも村と街の間を頻繁に移動している。のみならず、人の移動にともなって情報も絶えず行き来している。そして、そのなかには伝統医療に関する情報も含まれる。これらのことは伝統医療の状況、ひいてはフィールドの状況を正確に理解するうえで見落とせないポイントだが、とくに

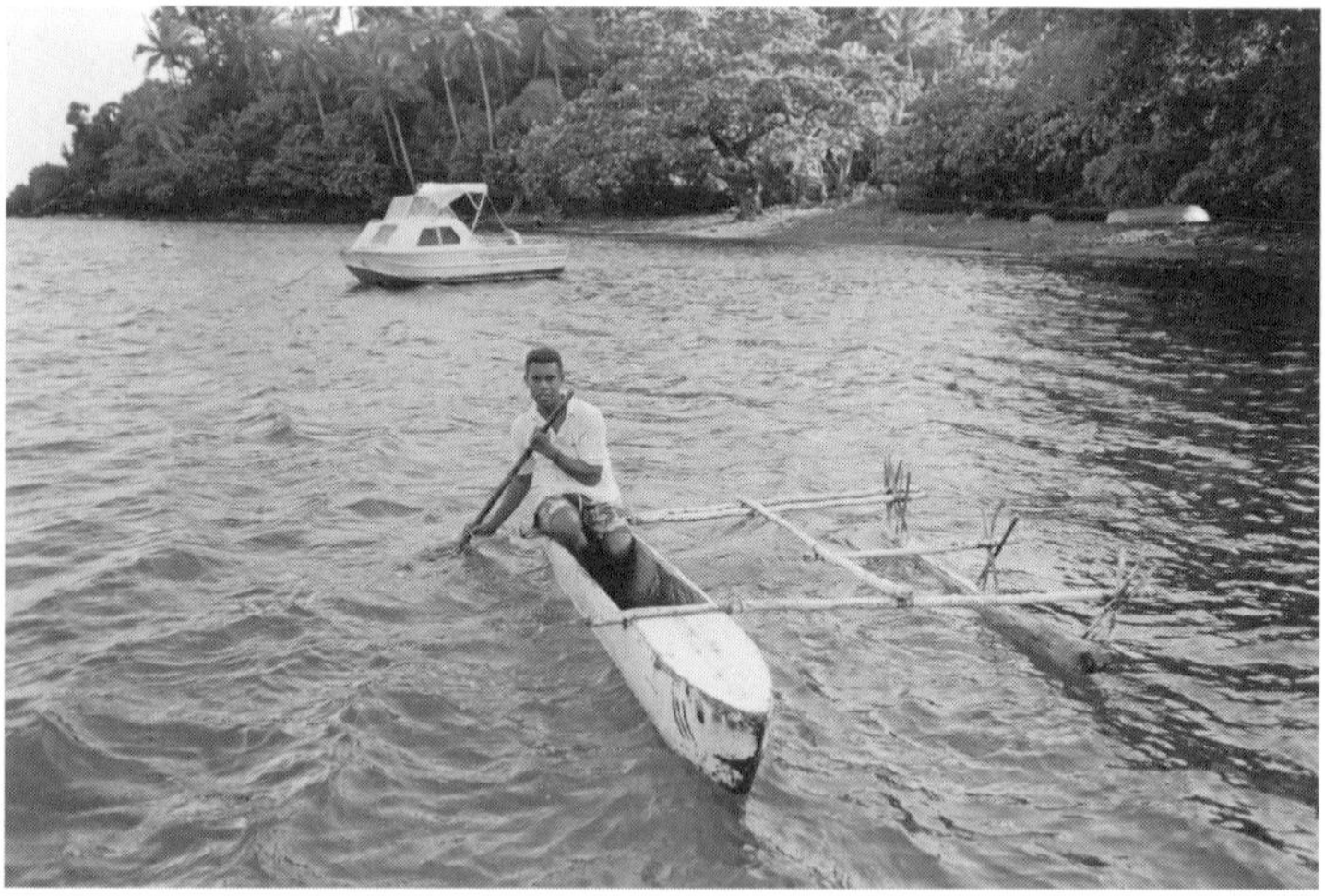

写真35　トンゴアをはじめヴァヌアツでもっともよく目にするのがこのカヌー。東南アジアには左右両側に浮き木がついているものもあるが、ヴァヌアツでは片側だけのシングル・アウトリガーカヌーが一般的である。アンバエ島ロロワイにて。1991年５月。

情報の行き来を介した村と街の結びつきについては、追って次の章で具体例とともに取り上げることにしたい。

3　淡泊な食事

トンゴアは四方を海に囲まれた小島である。とすると、人々は漁業を基盤とした生活を営んでいるように思われるかもしれない。しかし、外洋のただなかに浮かぶトンゴアには波の穏やかな入り江や湾などがなく、周辺の海は貿易風が吹く乾季を中心に大きなうねりをともなって荒れていることが多い。人々のもつ手漕ぎのカヌー（本体に平行して浮き木がついているアウトリガーカヌー）で海に出られる日は、自ずとかぎられてくる。そのせいか、漁業で生計を立てている人々は非常に少ない。主食のイモ類などを焼畑でつくり、ブタやニワトリなどを飼いながら自給自足的色彩の強い生活をしている人々が大半である。ブブたちもそうで、日曜日以外の日は基本的に朝食後しばらくしてから畑に出かけ、夕暮れまで畑仕事に精を出していた。そして、手塩にかけてつくった作物が三度の食事に使われる食材の大半を占めていた。

居候をしている間、私はタータやレイカリエがつくってくれる食事のメニューをノートにつけていた。フィールドワークのテーマの伝統医療とは直接関係ないけれども、将来、別のテーマの研究をするときなどに役立つかもしれないと思ったのである。そのようにして伝統医療のこと以外に集中的に調べてみたことはほかにもいろいろあった。村人たちの親族関係、焼畑耕作の仕方やブタの飼い方、土地保有の状況、チーフの地位の継承方法、選挙での投票行動、精霊と人の関係、などなど。滞在期間が長いので時間もたくさんある。ただ、あれこれ調べてみたものの、論文などとしておおやけにしたものよりもノートに書きつけたままになっているものの方が多い。

さて、日々の食事である。ノートの記録をもとにイタクマでの食生活について具体的に紹介してみたい。

まずは朝食から。メニューの構成はもっぱら「一汁一菜」。「汁」はほとんどの場合、紅茶である。空港の近くの村の店で売っているティーバッグを使い、砂糖をたっぷり入れる。ティーバッグを買う金がないときには、庭に生えている香りの良い柑橘類の木の葉を湯で煮出して飲んでいた。

「菜」に使われる食材はマニオクが群を抜いて多い。コンビニなどで売っているデザートに入っているタピオカというデンプンがあるが、マニオクはその原料のイモとしても知られている。島の人々から「トンゴアはマニオクの工場だ」という声が聞かれるくらい、トンゴアでは非常に食べる機会が多い。しかし、その歴史は意外と浅く、島にもたらされたのは百年ほど前にすぎないらしい。それが今や主食のなかの主食となっているのもおもしろいが、もっとおもしろいのはその現地語名である。マニオクはナマクラ語でエナというが、実はこの名前、それを島にもたらしたエナールというフランス人の名前に由来するという。ちょっとびっくりするような話だが、いちばん驚いているのは天国のエナールだろう。何しろ自分の伝えた作物が主食中の主食となり、しかも自分の名前で呼ばれているのだから。

マニオクの次に朝食でよく使われていたのが、サトイモに似ているタロイモと料理用バナナである。甘みがなくてイモのような料理用バナナは文字通り料理して食べる。これらのほかにサツマイモが使われることもあった。しかし、畑でつくっているイモ類のうちヤマノイモに似ているヤムイモは、日曜日の昼食や来客があるときなどにしか使われず、普通の日の食事、とくに朝食に使われることはほとんどなかった。

食材の調理法はいたってシンプルである。汚れを落としたり、皮を剥いたりした後、適当な大きさに切って鍋にはった湯で煮る。マニオクしかり、タロイモしかり、料理用バナナもまたしかり。朝食のときには煮る場合がほとんどだ。できあがったものには基本的に何の味つけもせず、フォークや手で食べる。

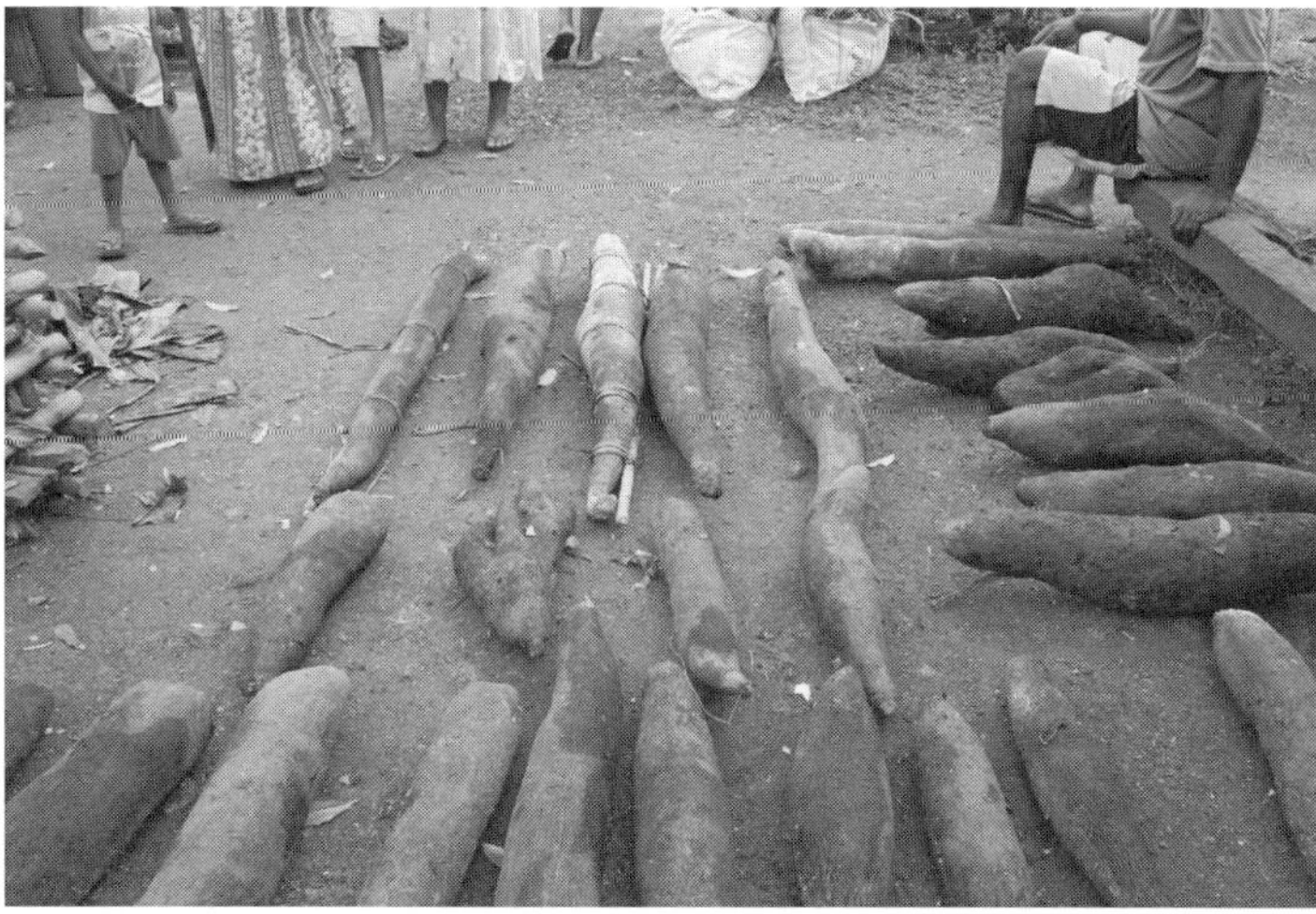

写真36　ヤムイモ。トンゴア島民をはじめヴァヌアツの人々が主食とするイモ類のなかで特別な存在である。収穫後に儀礼が行われるほか、冠婚葬祭のときにもよく使われる。日本でいえば赤飯か餅に相当するだろうか。シーサイドにて。2006年８月。

昼食は雨の日や日曜日を除けば、朝食の残りを持参し、畑でとる。畑に生えているフルーツバナナやパパイヤを一緒に食べることもあるが、朝食の残りがないときはそうした果物だけで済ませる。

夕食は朝食と同じく「一汁一菜」、もしくは「一汁二菜」。「汁」はやはり紅茶。たいてい食後に飲む。「菜」の一つは主食のイモ類か料理用バナナ。ただ、朝食と違って夕食のときには煮るだけでなく、焼いたり、すりつぶして鍋にしいた油で焼き上げたりすることもあった。もう一つの「菜」には畑でとれた野菜を煮たものが出てくることが多かった。とくによく出てきたのは、モロヘイヤのように粘り気のあるアイランドキャベツという葉物野菜である。夕食のときにはこの野菜類にも主食にもココナツミルクで味つけがされていた。

ところで、食材に肉は使わないのだろうか。村人たちは誰もがブタやニワトリなどを飼っている。とすると、卵や鶏肉、豚肉が出てきても良さそうだし、村から遠くないところには海がある。魚介類も手に入りそうだ。

しかし、実際には卵や肉はごくたまにしか食べることができなかった。とくに豚肉は冠婚葬祭のときにしか出てこない。それに比べて卵や鶏肉は来客があるときなどには出されるので、豚肉よりは口にする機会が多い。けれども、いつも食べられるようなものでないことには変わりなかった。

魚介類も同じである。ブブやトムを含めて村人たちのほとんどは漁に出かけることがなかった。だから、魚についてはごくたまに村の誰かがとってきたとき、お裾分けしてもらったものが食卓に上るという程度だった。これに対して、貝やタコは自分たちでとってくることがあった。といっても平均すると月に一度くらい。とくに貝は比較的とりやすいところにおり、放っておくととり尽くしてしまう危険があるため、村のなかで自主的に数カ月の禁漁期間が設けられる。となるとその期間中は食べることができない。

店では魚の缶詰やコーンビーフなども売ってはいる。しかし、そもそも懐に余裕がないので、ときどきしか買えない。そんなわけで動物性タンパク質を食べられない日が一週間以上続くこともしばしばだった。必然的にその間はイモ類や料理用バナナを中心とする食生活となる。居候生活をはじめた頃、私にはこのイモ類やバナナがどうにも淡泊に感じられて仕方なかった。とくにそれらを煮ただけで味つけのされていない朝食は、「味も素っ気もない」という表現が文字通り当てはまるようで、朝からいささかテンションがさがった（居候の分際で何をいうか！）。加えて、タロイモとバナナはボソボソとした食感でたくさん食べることができない。最後の数切れはかろうじて紅茶と一緒に飲み込んでいるようなありさまだった。

それでもしばらくすると、淡泊な味つけに舌が慣れてきたせいなのか、それまで味がないように感じられた食材にも微妙な味の陰影があることに気づくようになった。ブブたちは毎朝イモ類や料理用バナナの大きな塊を美味しそうにたいらげ、子どもたちに至ってはおかわりまでしていた。多分そうした味わいを楽しんでいたのだろう。ただ、微妙な味がわかるようになったとはいうものの、私にとってイモ類やバナナの煮たものは好物にはならなかった。逆に、淡い味の料理を食べることが多くなったせいか、夕食などに出てくるココナツミルクで味つけされたり、油を使って焼き上げられたりした「味のある」料理が、ひときわ美味しく感じられるようになったのだった。

4　日曜日の楽しみ

動物性タンパク質に関していえば、やはりそうしょっちゅう食べられるものではないが、次のようなものもあるにはあった。たとえば野鳥。また、珍しいところではオオコウモリ。最初にみたときはネコが飛んでいるのかと思うほどで、その大きな姿に釘づけになった。猟銃で仕留め、焼いて

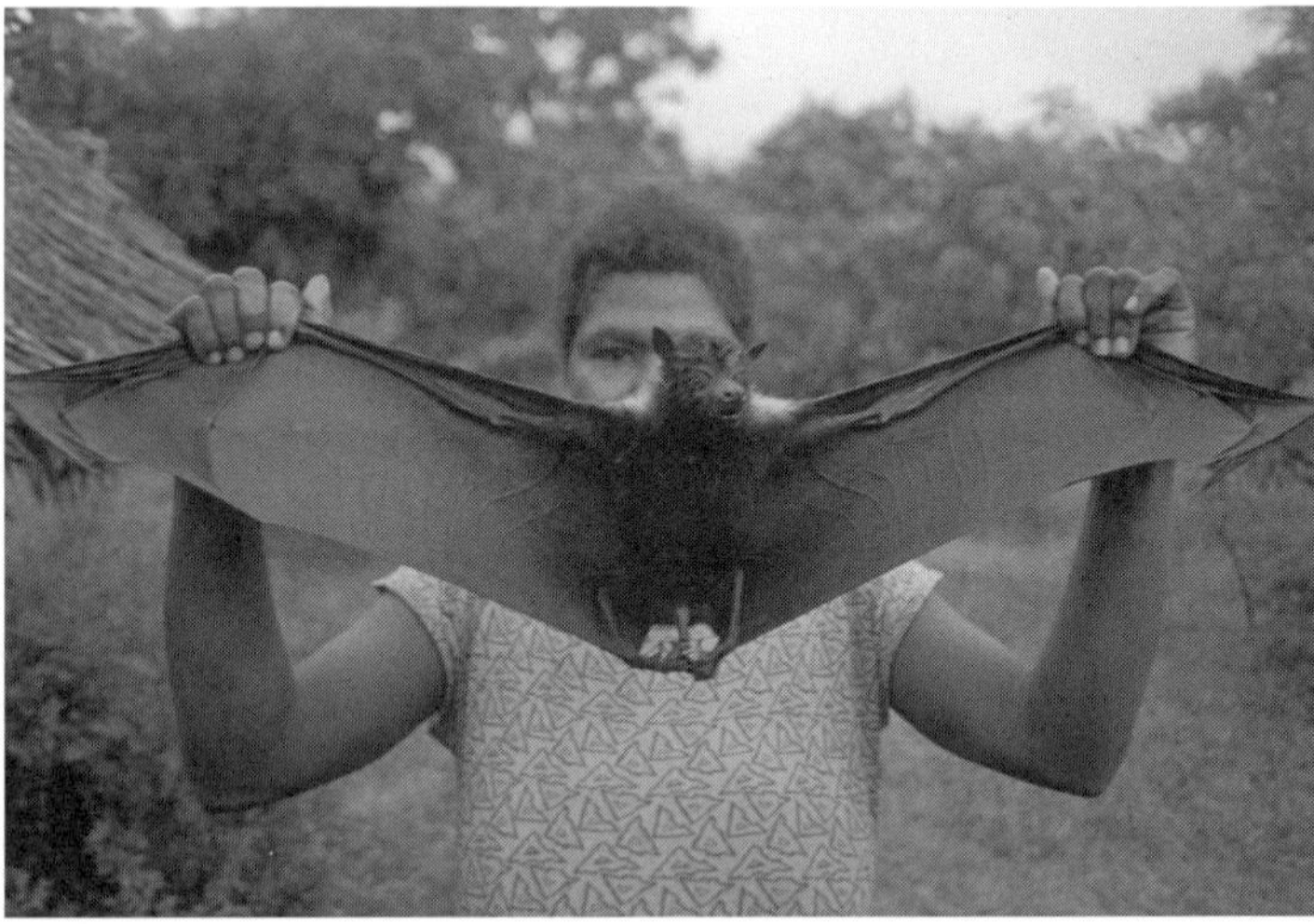

写真37　オオコウモリ。トンゴアではもっぱら焼いて食べるが、「外国からの客人のために」とわざわざ頭の部分をいただいたことがある。肉がほとんどなく、少しかじっただけでギブアップした。イタクマにて。1995年6月。

食べることが多い。姿焼きである。みかけに圧倒されてしまうせいか、美味しいと思ったためしがない。

小さいものでは昆虫の幼虫。カブトムシやクワガタのような甲虫類の幼虫である。フライパンなどで炒って食べることが多いが、生で食べることもあるという。衝撃的だったのはナナフシ。カマキリのような、しかし鎌がなく、カマキリよりも大きな昆虫である。そのメスの腹にある卵を食べる。というか正確には吸うのだ。それも生きたまま！　とってきて食べているのはもっぱら子どもである。一度、小学校の低学年か幼稚園くらいの可愛らしい女の子に「はい、どうぞ」と差し出されたことがあった。しかし、ナナフシの大きな体がうごめく様子に完全に腰が引けてしまい、「ありがとう。

でも今日はやめとくよ」などといって丁重にお断りした。未だにチャレンジする気がおきない一品（逸品？）である。

イモ類や料理用バナナを中心とする食事が続くと、そうした珍品はさておき、やはり鶏肉や豚肉が恋しくなる。そうなると、必然的にそれらの食材を使った食事にありつける冠婚葬祭などの機会が楽しみになってくるわけだが、主宰者側もまた心得たもので、参加者に食事としてふるまうだけでなく、全員が手土産として「お持ち帰り」できるように肉を切り分け、分配する。したがって、家族のなかに参加者がいれば、たとえ自分が参加していなくても家族が持ち帰った肉を口にすることができる。ただ、その分、主宰者側はニワトリやブタをまとまった数、用意しなければならない。だから、よほどたくさんニワトリやブタを飼っていないかぎり、そうした特別の機会に備えてふだんの食事に鶏肉や豚肉は使わないのである。

冠婚葬祭などの機会とならんで、私が秘かに楽しみにしていたのは日曜日だった。キリスト教徒の村人たちにとって日曜日は安息日。この日ばかりは畑仕事に行かず、日曜礼拝に参加したり、家族とともにくつろいだりしてすごす。村人たちの普段着は、男性はTシャツに短パンや長ズボン。女性はブラウスやTシャツに丈の長いスカート、あるいはワンピース。足元は男女ともサンダルである。これに対して、日曜礼拝に出かけるときなどに着る晴れ着は、男性の場合、襟のついたシャツに長ズボン。女性はカラフルな柄のマタニティドレスのようなアイランドドレスというワンピースである。こうした服に着替え、聖書と讃美歌集を小脇に抱えて礼拝に参加する。

私も村にいるときはブブたちとともに日曜礼拝に参加していた。しかし、いちばん最初のときだったか、Tシャツに短パン、サンダル履きで出かけようとしてブブにたしなめられたことがあった。慌てて襟つきシャツと長ズボンに着替えたが、自分の心構えのなさに赤面した。

一方、ブブはパリッとしたボタンダウンの白いシャツに黒い長ズボン。加えて、足元はサンダルではなく黒い革靴である。トンゴアはもちろんポートヴィラでも、革靴まで履いているようなフォーマルな出で立ちの紳士はそうみかけない。おまけにブブは腕時計までしていた！

村の日曜礼拝は、定刻通りにはじまりタイムスケジュールに沿って式次第が進行するといったパンクチュアルなものではない。教会の前の木に吊るされた鐘代わりのガスボンベを叩く音が聞こえてくると、人々は三々五々教会に集まってくる。そして、いつも参加している顔ぶれがだいたい揃ったところで礼拝がはじまる。

そもそも日曜礼拝はおろか、村の生活のなかで時計が必要になる機会など皆無に等しい。飛行機の出発時刻をたしかめるときくらいだっただろうか。だからもちろんブブのしていた腕時計にも実用的な意味はない。しかし、彼にとって腕時計は、日曜礼拝という晴れの場に出かけるための正装のアイテムとして欠かせないものだった。そんなブブからすれば、小汚いTシャツと短パンにサンダルをつっかけて（もちろん腕時計もせず）出かけようとしていた私など、「一発レッドカード、即退場」である。

そうした不心得者だから、私が日曜日に秘かに楽しみにしていたのも日曜礼拝でないことはいうまでもない。我ながら何とも不謹慎な話だが、楽しみにしていたのはその日の昼食だった。なぜかといえば、日曜日の昼食にはタータとレイカリエがラップラップという料理をつくることが多かったからだ。ラップラップとはイモ類を使った石蒸し焼き料理である。といっても何だかよくわからないだろうから、簡単にそのつくり方を説明しよう。

まず、ヤムイモなどのイモ類を大量にすりおろし、ペースト状になったものをバナナの葉の上に広げる。ペーストの大きさは直径三十センチ以上、厚さも二センチくらいはある。そこに野菜や肉などの具材を入れ、ココナツミルクなどで味つけしてから、風呂敷で包むような感じでバナナの葉でしっかり包む。それと並行して炊事小屋に常備されているたくさんの石を焼く。そして、焼けて熱々になった石の上にバナナの葉の包みをおき、その上にも石を載せて行く。食材の入ったバナナの葉の包みを焼いた石で上下からサンドイッチ状態にするわけだ。最後に、その上からさらにバナナなどの植物の葉を隙間なくかぶせ（これで蒸し焼き状態になる）、二、三時間そのままにしておく。これで一丁出来上がり。完成品はさしずめ「ジャンボお好み焼き」といった体である。

タータとレイカリエはこのラップラップの仕込みを日曜日の朝食の後、礼拝に出かけるまでの間に済ませる。そのときに石を焼いたり、食材の入ったバナナの葉の包みを石で覆ったりする作業は、もっぱらトムと男の子たちの担当だった。そのようにして包みを石蒸し焼き状態にしてから礼拝に出かけ、帰宅後の昼食に食べる。

ふだん煮たり焼いたりしただけのイモ類や料理用バナナばかり食べていたせいか、ラップラップ

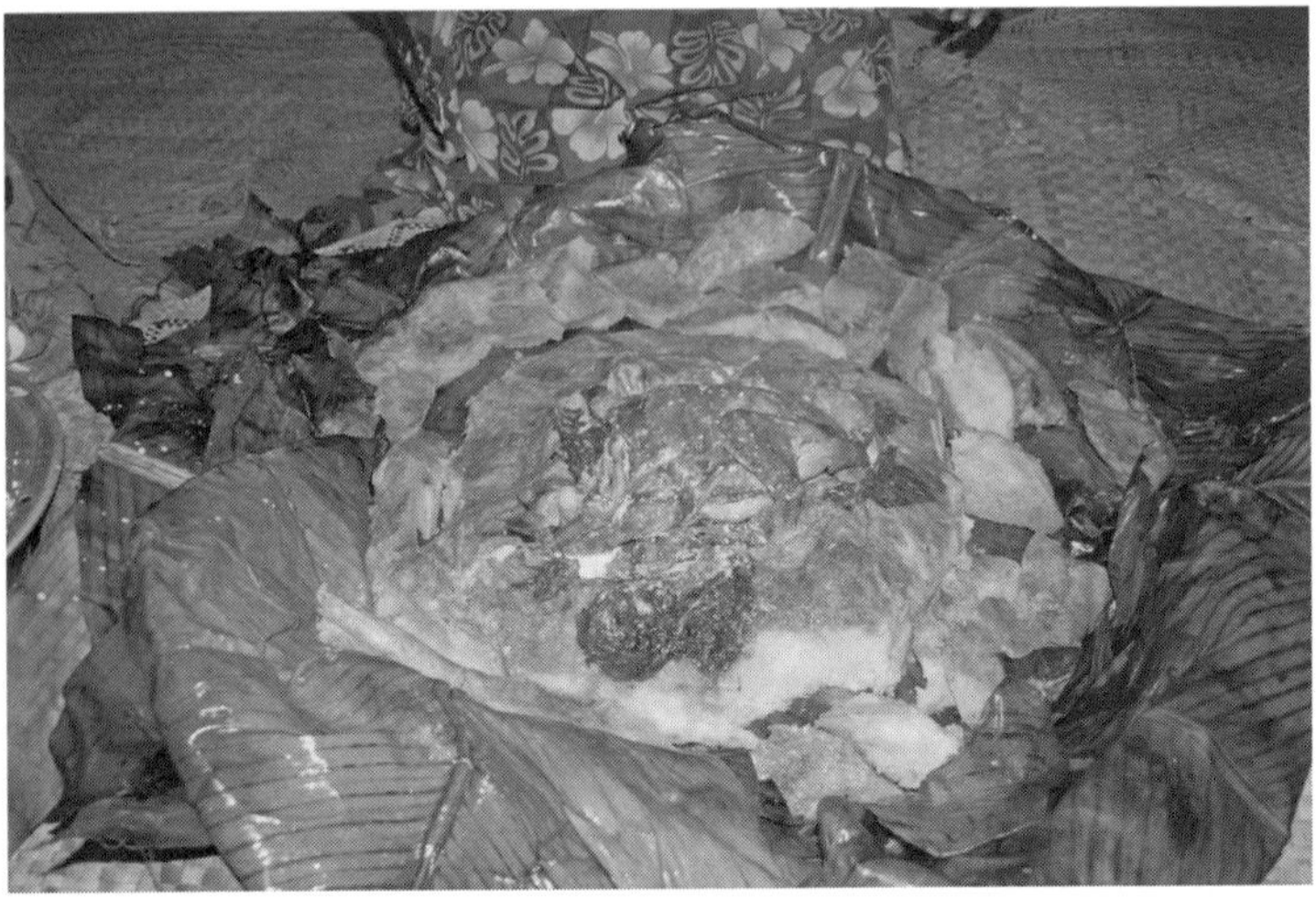

写真38　ポートヴィラの友人宅で御馳走になったラップラップ。出来立てのほかほかである。生地の部分はヤムイモ。真ん中にニワトリが１羽丸ごと入っている。豪華な食材を使ったスペシャル・ラップラップだ。2006年８月。

はことさら美味しく感じられた。もちろんブブたちをはじめ村人たちにとっても御馳走である。冠婚葬祭のときにも必ず出てくるもので、そんなときには具材に鶏肉や豚肉がふんだんに使われる。これに対して、日曜日のラップラップの場合、鶏肉や豚肉の代わりに缶詰が使われたり、そもそも動物性タンパク質がまったく入っていなかったりすることの方が多かった。それでもやはりラップラップが御馳走であることに変わりはなく、それを味わえる日曜日は私にとって待ち遠しい特別な日だった。

5　新生活への適応

隊員時代にすでにヴァヌアツで二年間暮らしたことがあったとはいえ、イタクマでの生活はそれとはギャップが大きいものだった。たとえば隊員時代に住んだポートヴィラの二つの家には電気、ガス、水道があり、日本にいたときと表面的には大差ない生活をすることができた。また、一人暮らしだったので、食事のときには食べたいものを食べていた。調理用酒や味噌などいくつかの例外はあったものの、たいていのものは入手することができた。すべて輸入品なので日本と同じ短粒米をはじめ、街のスーパーなどではオーストラリアから輸入されている日本と同じかそれ以上に高価なものが多かったが、自炊するには困らなかった。また、街には数は多くないけれども、日本人夫妻の経営する日本料理店をはじめ、フレンチ・レストラン、中華料理店、ベトナム料理店、ステーキやシーフードの店などがあり、バラエティ豊かな外食も楽しめた。

対照的に、イタクマには電気もガスもきておらず、水道も共用でしょっちゅう断水するようなものしかない。レストランなどもちろんなく、居候生活だから自分の好きなものを食べるわけにも行かない。居候させてもらっていたお礼の意味も込めて、毎月決まった額の現金をブブに渡していたこともあってか、タータが米を買ってきて炊いてくれることもあり、一度などパンを焼いてくれたこともあった。空港の近くの店にごくたまに入荷するドライイーストや粉を使ってパン生地をつくり、鍋に入れてラップラップよろしく石蒸し焼きにするのだ。これは美味しかった！　ただ、いつもはイモか料理用バナナがメインである。こうした食事がずっと続くのも隊員時代には経験のないことだった。

イタクマでの生活はポートヴィラでのそれとはかなり違うものだったので、慣れるまでにはそれ

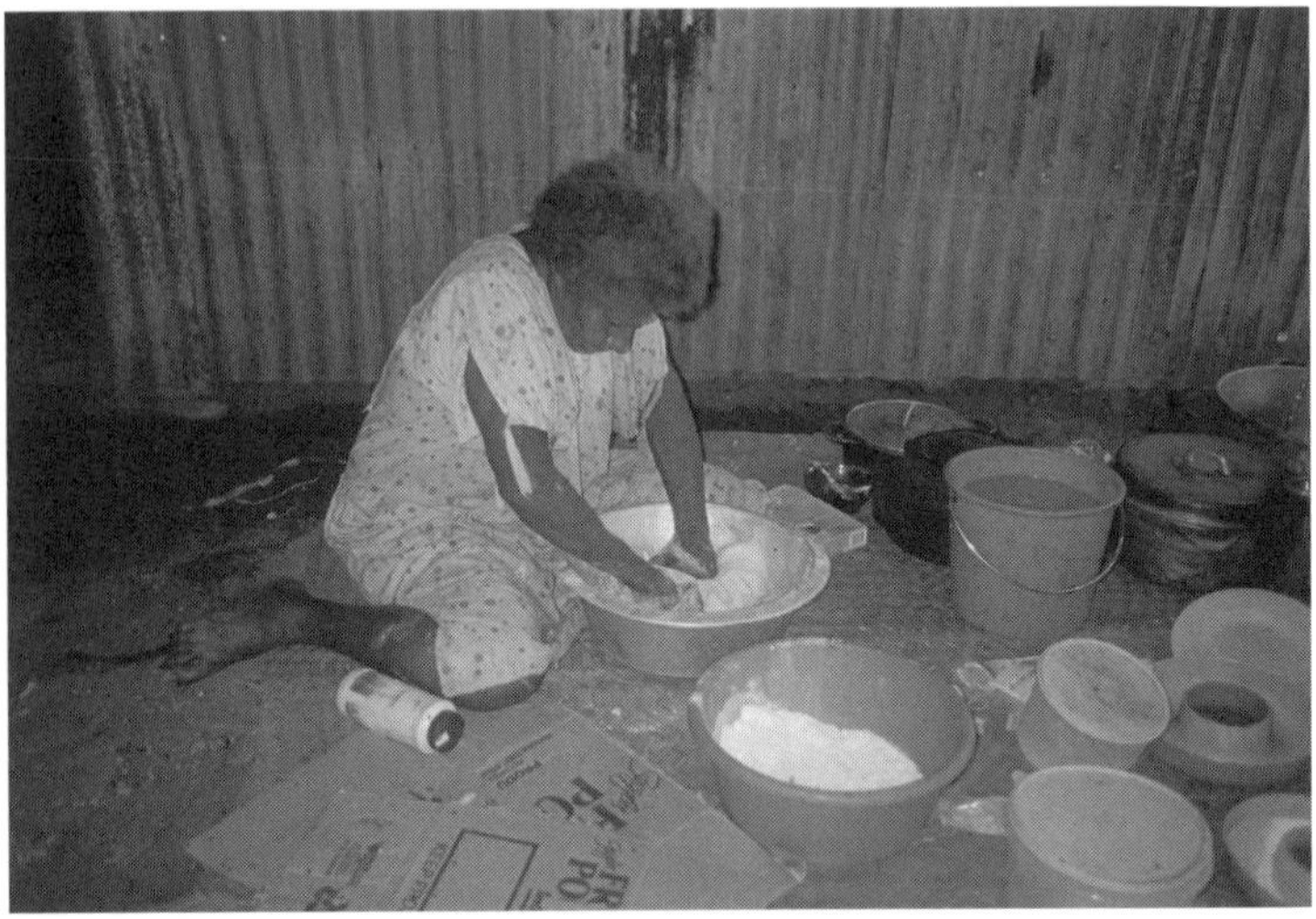

写真39　パン生地をこねるタータ。生地は鉄鍋に入れ、焼いた石で隙間なく覆う。そのまましばらく放置しておくと完成だ。熱々の石がオーブンの役割を果たす。オーブンがなくてもパンがつくれることに驚いた。1996年１月。

なりのエネルギーと時間がかかったように思う。ただ、電気、ガス、水道のない生活環境やイモ中心の食生活については苦労するというほどでもなかった。それに比べて慣れるのに時間がかかったことの一つとして、今振り返ってみれば些細なことのようにみえるが、一緒に暮らしていたブブの孫たちに関することがあった。

すでに書いたように私が寝ていた小部屋の隣の大部屋ではブブの孫の三兄弟が寝起きしており、別の小部屋ではもう一人の孫の男の子がタータと寝ていた。また、大部屋にはトムの三人の娘たちが頻繁に泊まりにきていた。その子どもたちのうちとくに幼い子たちが、あたりが真っ暗で日の出まで未だだいぶ間がある頃から起き出し、大部屋で遊びはじめるのだ。外が暗いため部

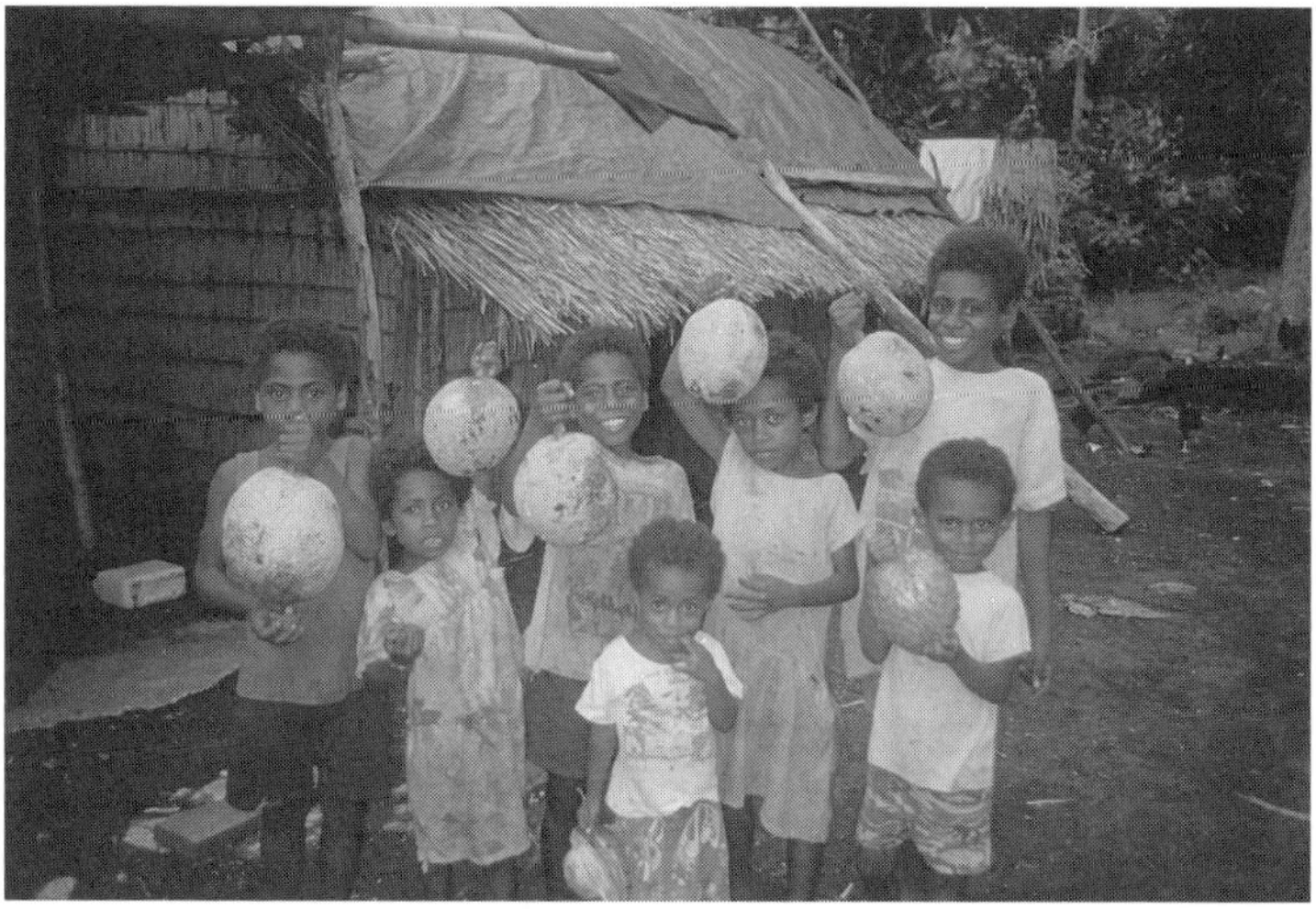

写真40　寝起きをともにしたブブの７人の孫たち。もっているのはパンノキの実。焼いてから緑の表皮を取り除いて食べる。サツマイモのようなホクホクした食感で美味しい。木の幹はカヌーなどに使われる。1996年２月。

屋のなかにいるのだが（しかし部屋のなかも暗い）、こちらが寝ているのに容赦なく声をあげ、歩き回り、挙句の果てにケンカをはじめたりする始末だった。

家屋のなかは竹を粗く編んだ、背丈の低いついたてのようなもので仕切られているだけなので、そうした物音が筒抜けで否応なしに目が覚めてしまう。寝ぼけ眼で時計をみると未だ午前三時頃などということもざらだった。一番鶏よりも早いくらいである。何しろ小さな子たちは夕食を食べるとすぐ、午後七時頃か遅くとも八時頃までには寝てしまうので、そんな時間でも元気いっぱい。注意してもそのときしか静かにしてくれず、おかげで常に寝不足状態である。ブブやタータは平気で寝ていたが、なかなかその境地に達することができなかった。

　慣れるのに時間がかかったこととして、もう一つだけ挙げておきたいのがナマクラ語である。言語のことだから、正確には「習得するのに時間がかかった」というべきだろう。もとより、フィールドワーク終盤になっても「習得できた！」と達成感に浸れるようなレベルには至らなかった。到達できたのはせいぜい日常会話レベル。ナマクラ語だけで調査ができるようになるまでにはほど遠く、聞き取りなどのときには最後までビスラマ語を併用しなければならなかった。

　英語などに由来する単語が非常に多く、文法もシンプルなビスラマ語と違って、ナマクラ語の単語はビスラマ語や英語とはまったく異なるものばかりだし、文法もビスラマ語より複雑である。加えて、ナマクラ語には辞書も文法書もなかった。だから、ブブたちなどにビスラマ語でナマクラ語の単語や文法のことを尋ね、返ってくる答えを聞こえてきたままアルファベットでノートに書きつけた（太平洋の島々の多くの言語と同様、ナマクラ語にも固有の文字がない）。そして、それら手製の単語帳や文法ノートで勉強するようにしていた。しかし、実際のナマクラ語の会話の場面になると、単語帳を取り出して調べるよりも誰もが話せるビスラマ語に切り替える方が断然早い。そのため、困るとついついビスラマ語に頼ってしまっていた。ナマクラ語の習得が進まないわけである。

　ところで、これはナマクラ語の習得が進まなかった原因ではないが、ナマクラ語を身につけようとしているときにいささか閉口したことがあった。発音が悪かったり、言い方を間違ったりすると、ブブの孫たちをはじめ村の子どもたちに笑われ、からかわれたことである。外国人だから大目にみてくれれば良いのにまったく容赦ない。私の発音や言い方を真似しては笑い転げる。精神的に余裕があるときにはこちらも笑って受け流すことができたが、余裕がないときには大人気なくつい怒ったりしてしまっていた。それが子どもたちだけならばまだしも、大人たちにも同じようなリアクションをされることがあった。それでナマクラ語の勉強を止めてしまうということはなかったが、あからさまにそんなリアクションをされると気分が萎えた。

6　プラントハンターとしての私？

ところで、ここまでの部分だけを読めば、イタクマを拠点にしたフィールドワークは青年海外協力隊員のときに比べて、それほど大きな問題もなく順調に進んでいたようにみえるかもしれない。しかし、一、二週間の短期滞在ならいざ知らず、長期滞在となるとやはり山あり谷ありで、実際はそうではなかった。

まず直面したのが第四章で書いたビザの問題。調査許可が下りたにもかかわらず、長期滞在ビザの取得がうまく行かず、結局ビザ無しで滞在できる限度の四カ月間フィールドワークをした後、一時帰国する羽目になった。また、ビザ無しで滞在できる四カ月の間も、一カ月ごとにポートヴィラの出入国管理局で滞在の延長手続きをしなければならず、必然的にその都度トンゴアから上京しなければならなかった。ポートヴィラではヘレンをはじめ友人たちの家に泊まらせてもらっていたので、おかげで宿泊費は何とか節約することができた。しかし、上京時や一時帰国時の飛行機代の出費は痛かった。

イタクマでフィールドワークをはじめた後にもさらなる問題が降りかかった。こちらはビザの問題のように経済的に痛いものではなかった。しかし、フィールドワークを滞りなく進めて行くうえで不可欠な、村人たちとの関係にかかわるものであっただけに、私にとってはむしろビザの一件よりも痛く、またショッキングな問題だった。

フィールドワークに関する説明会をし、村人たちの家を訪ねはじめて間もないある日のこと。村の広場で数人の老人たちが談笑しているのを目にした私は、輪に加わろうと近づいて行った。すると、一人の老人に出し抜けにこういわれたのである。

「わしらの伝統医療に大したものはない！　おまえが探しているものはない！」。

唐突に投げつけられたその言葉にびっくりして立ち往生した。いったい何をいっているんだろう、この爺さんは。おまえが探しているものって何だ。別に何かを探しにイタクマにきたわけではないのだが…。老人の言葉の意味するところがさっぱりわからない。しかし、その語気の強さと彼らの疑念に満ちた眼差しに怖じ気づき、そそくさとその場から退散せざるを得なかった。逃げるようにしてブブの家に戻り、ちょうど居合わせたトムにすぐそのことを話した。すると、彼は少し困ったような顔をしてからこういった。

「奴らはおまえのことを、俺たちの生活や習慣を知りたいといいながら、実はビジネスをするために村にきたと思っているんだ。俺たちの知っている薬草を日本に持ち帰って工場で薬剤にして大儲けしようとしている。そう考えているんだよ。だからいきなりそんなことをいったんだ。でも、俺はおまえがそんなことを目的としてイタクマにきたのではないことを知っている。だから心配しなくてもいい。折をみて奴らの誤解を解くようにおまえのことを説明するつもりだ」。

ショックだった。広場で私に懐疑の眼差しをむけてきた老人たちはイタクマではじめて出会った人々だったが、村人のなかには隊員時代にポートヴィラで知り合った旧知の友人もいた。私の人となりをよく知る彼ら彼女らが周りの家族や親族に私のことを話してくれれば、それが口コミで伝わって初対面の村人たちとも関係をスムーズに築いて行けるだろう。また、フィールドワークをはじめるにあたっては広場で説明会を開き、自分のことやフィールドワークの目的なども説明していた。だから、旧知の友人たちがいることとも相まってフィールドワークは順調に進められるだろう。そう（都合良く）考えていたのである。

ところが、トムの話では老人たちは私のことをまったく誤解してしまっているようだった。薬剤をつくり出して一儲けするために原料となる薬草を探しまわっている輩。私はまるでプラントハンターのような存在と思われていたのである。しかし、後になって知ったことだが、先の老人たちだけにとどまらず、大半の村人たちの私に対する見方も、フィールドワークをはじめた当初は大なり小なりある種の疑念をともなうものであったらしい。かつてマラリア対策をしていた私が今度はなぜそれとは別の目的で、しかもわざわざ一年もの長期にわたって自分たちの村に滞在するのか、にわかには腑に落ちなかったようである。

考えてみればそれも致し方ないことだったのかもしれない。「文化人類学のフィールドワークのためにこれから一年間、皆さんの村に住み込ませていただきます」といっても、村人たちはそもそもブンカジンルイガクという名前さえ知らないので（もとより日本でも似たような状況だろうが）、それだけでは何のことやらチンプンカンプンである。したがって、より具体的に「皆さんの伝統文化のこと、とくに伝統医療のことを学びたいのです」などと説明する必要がある。

しかし、学ぶためになぜ一年間も村に住み込む必要があるのか、何のために学ぶのかということになると話は別である。当然「学ぶためには多くの時間が必要です。また、学んだ後には博士論文にまとめたいと思っています」などと詳しく説明を補う必要がある。実際、広場で村人たちにもそのような話をした。村人たちが知りたいと思っていそうなポイントはしっかり押さえたつもりだったし、質問も出なかった。だから、自分のことやフィールドワークのことについて多少なりとも理解してもらえたものと思っていた。しかし、それでもなお、次のような疑念をもつ人々がフィールドワーク開始当初には少なからずいたのだった。「マラリア対策をやっていたヤツが今度は伝統文化や伝統医療を学びたいという。本当にそれだけなのか。もっとほかに隠された本当の目的があるのではないか」。

私をプラントハンターのような存在と捉えるそうした見方は、私からみれば誤解も甚だしいものである。そのせいで聞き取り調査はおろか世間話をすることさえままならず、フィールドワークがうまく行かなくなってしまうとすれば死活問題だ。このままイタクマでフィールドワークを続けることはできるのか。フィールドを変えることも考えねばならないのか。不安が募った。

第七章　世界のなかの伝統医療

1　秘密の知識

幸いトムが先の言葉通り、すぐに村人たちにフィールドワークのことを何度も説明してくれたせいか、件の老人たちとはその後、彼らの家を訪ねたときに言葉を交わすことができた。また、滞在期間が経ち、つきあいが長くなるにつれて、隊員時代からの旧知の友人たちやブブたちだけでなく、村ではじめて出会った人々もまた、本当のところはどうだったのか定かでないものの、フィールドワークに対して一定の理解を示してくれるようになった（ようにみえた）。

ただ、そうではあったものの、当の私は広場での老人たちとの一件以来、「伝統医療や伝統文化のことを学ぶ」と称して毎日、朝から晩まで村のなかをほっつき歩いたり、ときにはほかの村まで出かけて行ってあれこれみたり聞いたりしてまわっている自分に、何か居心地の悪さのようなものを感じるようになった。折しもマラリア対策課がトンゴア島マラリア対策計画と銘打ったプロジェクトをはじめた。プロジェクトでは、学校や村での集中的な血液検査によるマラリア罹患者の早期発見と治療、あるいは配布済みの蚊帳への殺虫剤の再添付（殺虫剤の効力が一年弱でなくなるので配布後も毎年この作業が必要だった）といった活動が行われた。また、飛行機や船の乗客に対して血液検査を実施し、感染が確認された乗客にはすぐに治療を施すことで、他島からのマラリア罹患者の流入を水際で阻止するといった活動も行われた。

私はマラリア対策課からこのプロジェクトの活動の業務支援を依頼された。第四章で触れたように、調査許可を取得するための調査計画書には、フィールドでマラリア対策課が実施している活動にボランティアとしてかかわり、活動の支援をするということを書き込んでいた。そのこともあり、依頼を快諾したのはいうまでもない。そして、その一環として、週に数日のペースで島の保健所のスタッフとともに血液検査を行ったり、隊員時代に配布した蚊帳に殺虫剤を再添付する作業をしたり、さらには蚊帳の使用状況の調査をしたりするようになった。それとともに、村や島での自分の居場所がみつかったような気がして、居心地の悪さのようなものを感じることは少なくなった。

一方、フィールドワークをはじめてしばらくの間は、イタクマ以外の村に出かけて聞き取りなどをしたときに、いくつかの村の人々からイタクマの広場での一件と似たようなリアクションを示されたりした。

たとえばある村の人々の間では次のような話が流布していたらしい。「イタクマにいる日本人は自分たちがもっている伝統医療の知識を聞き出し、日本で薬剤をつくって一儲けしようと企んでいる。伝統医療について教えると、ヤツが利益を得るばかりで自分たちには何の足しにもならないから、教えない方が良い」。そのため、その村の人々に伝統医療のことを聞こうとすると気まずい雰囲気になった。

また、別の村の人々からは、「どうだい、薬剤をつくれそうなくらいイタクマのヤツらはおまえに薬草のことを教えてくれたかい。薬剤を売れば大した金になるんだろうね」などと、しばしば皮肉たっぷりに冷やかされたりした。

ただ、そうした人々とも何度も顔をあわせるうちに、やがて打ち解けて話ができるようになった。イタクマの人々が、世間話をしていて私の話題になったときに、私のことやフィールドワークのことをあれこれ話してくれたおかげで、結果的に私が薬剤開発のために薬草を探しまわっているわけではないことが伝わったことも、幸いしたようだった。

しかし、伝統医療の中心的な担い手である治療師たちとなると難しい場合が多かった。伝統医療の知識や技術の具体的な内容を把握しようとすると、どうしてもその中核を占めている薬草の種類やその利用の仕方、効能などの情報を集めねばならなくなる。だが、いざそれについて治療師たちに話を聞こうとすると、その場がぎくしゃくした雰囲気になったり、話題を変えられてしまったりした。ある村の治療師からは話をすることをかたくなに拒まれ続け、結局最後まで伝統医療に関する一般的な話をすることさえままならなかった。彼と同じ村に住む友人によれば、私が彼の薬草に関する知識を利用して金儲けをしようとしていると思っているとのことだった。とくに近代医療では未だ開発されていない難病の治療薬の製造に適した薬草をみつけ出し、利益を独り占めしようとしていると疑っていたらしい。

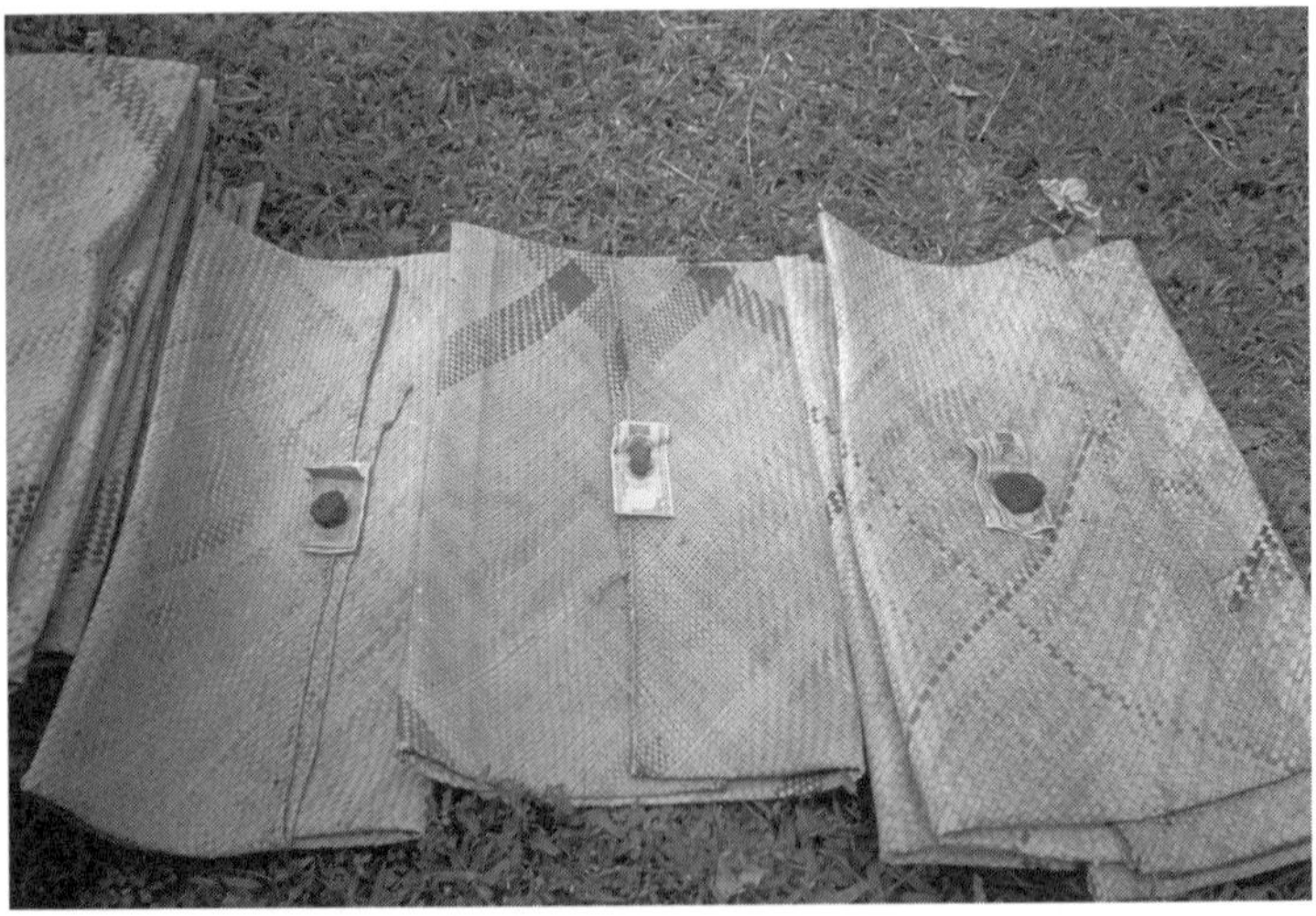

写真41　パンダナスの葉の繊維を使って細かく編み込まれたゴザ。ブタとならんでトンゴア島民の重要な伝統的な財の一つ。儀礼のときに使われるほか、贈り物としても珍重される。ゴザの上におかれているのはヴァヌアツの紙幣。イタクマにて。1996年１月。

治療師たちがこうしたリアクションを示す理由として考えられることはいくつかあった。一つには、薬草をはじめとする伝統医療の知識が秘密のものであるということがある。なかには、後述するデング熱の治療に効果があるとされる薬草のように、一般の人々に広く知られている薬草もある。しかし、そのような薬草はそれほど多くなく、大半は治療師たちによって秘密にされている。だから、ほとんどの場合、治療師たちは自分のもっている知識についておおっぴらに語ったりしない。また、一般の人々もやたらに尋ねたりしない。治療師から「自分のもっている知識を盗み出そうとしているのではないか」と、いらぬ疑いをかけられかねないからだ。

薬草の知識を教えてもらおうとする者は、その対価として治療師に現金など何がしかの財を贈らねばならない。ただ、治療師から知識の保有者としてふさわしくないとみられた場合は、財を贈ろうとしても知識の伝授を拒否されることもある。財の贈与は赤の他人に対してだけでなく、家族に対しても必要であるとされる。つまり、治療師の親をもつ子どもがその知識を受け継いで治療師になろうとする場合でも、子どもは親に財を贈らねばならないわけだ。

タータの場合がそうだった。彼女はイタクマの隣のエウタ村出身だが、ブブのもとに嫁いできた後、三十歳くらいのときに思い立って、治療師だった父親に彼のもつ薬草の知識や呪文などを教えてほしいと頼み込んだ。父親の同意を得てからは、ときどきエウタに戻ってほかの家族に秘密が漏れないよう父親と二人だけの機会をつくり、彼が教えてくれることをノートに書き写して行った。そして、すべてが終わった後、五千円ほどの現金を贈ったという。今から半世紀ほど前のことで、当時としてはかなりの額だが、ブブが教師をしていたので準備することができたらしい。書き写した薬草の知識や呪文などは、人気のないときなどにノートを何度も読み返して覚えたそうだ。

このように、薬草をはじめとする伝統医療の知識の多くはそれぞれの治療師の財産のようなものであり、秘密にされている。そのため、治療師たちのなかには伝統医療のことを尋ねてくる相手に対して、自分の知識を盗み出そうとしているのではないかと疑念を抱き、警戒心を露わにする者が少なくない。私のように相手がよく知らない外国人ならばなおさらだろう。

2 デング熱の治療法

治療師たちが私に対して疑念を示したもう一つの理由として、治療師たちを含むトンゴアの人々の薬草に対する見方も無視できない。広場での老人たちとの一件を通じて、私は彼らから「薬剤をつくり出して一儲けするために、その原料となる薬草を探しまわっている輩」（プラントハンター）とみられていることを知った。彼らを含む村人たちや治療師たちは、私がとくに近代医療では未だ特効薬の開発されていない難病、たとえばエイズやガンといった病気の治療薬に使えるような薬草を探しているのではないかと捉えていたのだった。こうした見方からは、村人たちや治療師たちが薬草のなかには近代医療の薬剤の原料となり、それゆえビジネス（金儲け）の対象になるものがあると認識していることがよくわかる。そのように経済的な利益をもたらす可能性を秘めたもの、いわば経済的資源として薬草が捉えられていることもあって、とくにその知識を豊富にもつ治療師たちは私に疑いの眼差しをむけたわけである。

ところで、こうした人々の薬草に対する見方からは、伝統医療の薬草が近代医療の薬剤の原料になり得るものと捉えられている点で、両者が重なる部分をもつものとして認識されていることがわかる。薬草は、たしかに近代医療では治すことのできない霊や邪術によって引き起こされる病気の治療に欠かせない。しかし、それだけにとどまらない。それは近代医療の薬剤にもなり得るもの、つまり近代医療がもっぱら対処してきた、霊や邪術などとはまったく関係のない病気の治療にも効果があるものであり、さらにいえば、そうした病気のなかでも未だ特効薬のない難病の治療薬になる可能性さえ秘めたものなのだ。

以上のような見方もまた、これまでに繰り返し触れてきた「伝統医療＝霊や邪術による病気に対処するもの」、「近代医療＝それ以外の病気に対処するもの」という理解には当てはまらない。そこでは、伝統医療（薬草）は霊や邪術による病気のみならず、近代医療が守備範囲としてきた病気にも対処することのできるものと位置づけられている。この点で、トンゴアの人々の薬草に対する見方は、予備調査のときにポートヴィラで友人たちから聞いた、「伝統医療の薬草のなかには、近代医療が対処してきたマラリアやデング熱などの病気の治療に効果があるとされるものがある」というコメントと一致する。

こうして、第五章で取り上げた病歴調査などに加えて、イタクマの広場での老人たちとの一件をきっかけに期せずして知ることになった、私をプラントハンターのような存在と捉える人々の見方からも、「伝統医療＝霊や邪術による病気に対処するもの」、「近代医療＝それ以外の病気に対処するもの」という理解が、トンゴアの伝統医療には妥当しないことが明らかになった。

となると、今度は、「伝統医療の薬草が近代医療の守備範囲としてきた病気の治療にも効果がある」という見方が、どのような社会的背景のもとで形成もしくは維持されているのかということに関心が行くようになった。そして、病歴調査が一段落した後は、この問いをめぐって関連する情報を集めることに比重をおくようになった。そのためにやってみたことはいくつかあるが、ここでは伝統医療におけるデング熱の治療法を対象とした調査について取り上げたい。

デング熱もマラリアと同様、蚊によって媒介される熱病だが、マラリアと違って発熱のほかに発疹をともなうことがある。また、そうした一般的な症状に加えて、眼底や皮下をはじめとする身体各部から激しい出血が生じ（こうした症状をともなうものをとくに出血性デング熱という）、最悪の場合、死に至ることもある。ヴァヌアツでは一九七一年から七二年にかけて最初の流行が起きて以来、数年おきに流行が繰り返されてきた。フィールドワークの数年前にもトンゴアを含む全土でデング熱が流行し、医療機関で確認されただけでも六千人を超える罹患者が出た。このときには出血性デング熱による死亡者も二十七人を数え、うち二人はトンゴアからだった。

第三章で書いたようにデング熱に対する近代医療の治療薬はない。そのため、罹った場合は熱を下げるなどの対症療法的な措置をとり、あとは安静にしておくしかない。ところが、イタクマでの病歴調査などを通じて集めることのできた二一九例の事例のなかには、デング熱に対処するために伝統医療が使われていた事例が九例もあった。これらの事例では、霊や邪術などの関与は想定されておらず、病院や保健所といった近代医療によってデング熱との診断が下された後、それに対処するものとして伝統医療が使用されている。つまり、伝統医療は対症療法的な手段ではなく、デング熱という病気それ自体に対処するものとして使われているのだ。近代医療には治療薬がないのに、伝統医療には対症療法的なものではない治療法があると捉えられている。そのことに好奇心をそそられたのが、デング熱に対する伝統医療の治療法について調べてみることにした理由である。

デング熱に対処するために伝統医療が使われていた先の九例に戻ると、そのうちの二例では治療師が対処しているのに対して、残りの七例では罹患者自身がデング熱に対処していた。七例の罹患者はそれぞれ違う。だから、七人七様の治療法が使われているのかと思いきや、そうではなかった。全員同じ治療法を使用していたのである。さらに、それは治療師が対処している残りの二例でも使われていたものだった。

九例の事例のなかで使用されていたのはセンナリホオズキという植物を用いた治療法である。その葉を揉んで汁を搾り出し、水に混ぜて飲む。そうするとデング熱に効くという。誰もが同じことを口にした。意外だったのは、皆とくに秘密にするそぶりもみせず、すぐに教えてくれたことだった。

その理由はほどなくしてわかった。折に触れてほかの村人たちにも「デング熱の治療法を知っているか」と尋ねてみたところ、誰もが先のセンナリホオズキを用いた治療法を教えてくれたのである。イタクマの大人のほとんどがこの治療法のことを知っていたのだった。伝統医療の知識には保有者によって固く秘密にされているものが多い。しかし、なかにはこのように秘密にされず、誰もが知っている「一般常識」のような知識もあるのである。

3　情報源探し

しかし、何でまたセンナリホオズキを使ったデング熱の治療法は秘密にされていないのか。その理由は、デング熱の治療法について村人たちに尋ねてまわるうちに明らかになった。この治療法のことを知っていた村人たちもまた別の者から、とくに秘密にされることも見返りとなる財を要求されることもなく情報を得ていたのである。

たとえばある女性の場合、彼女がデング熱に罹ったことを知ったポートヴィラに住むオバが、センナリホオズキを使った治療法について手紙で知らせてきたという。もっとも彼女の症状は軽く、島の保健所で解熱剤と鎮痛剤を処方され、それらを服用しただけで治ってしまった。そのため、実際にセンナリホオズキを使うことはなかったらしいが、デング熱に罹っていたほかの村人たちにこの植物のことを教えたという。

別の女性もポートヴィラに住む親族からセンナリホオズキに関する情報を得ていた。ただ、彼女の場合は手紙でなく直接本人から教わったらしい。彼女がデング熱に罹ったとき、たまたまその親族がイタクマにきていたからである。彼女は教えられた通りセンナリホオズキの葉の搾り汁を水に混ぜて飲んだところ、快復したという。そこで、早速そのことをほかの村人たちにも教えたとのことだった。

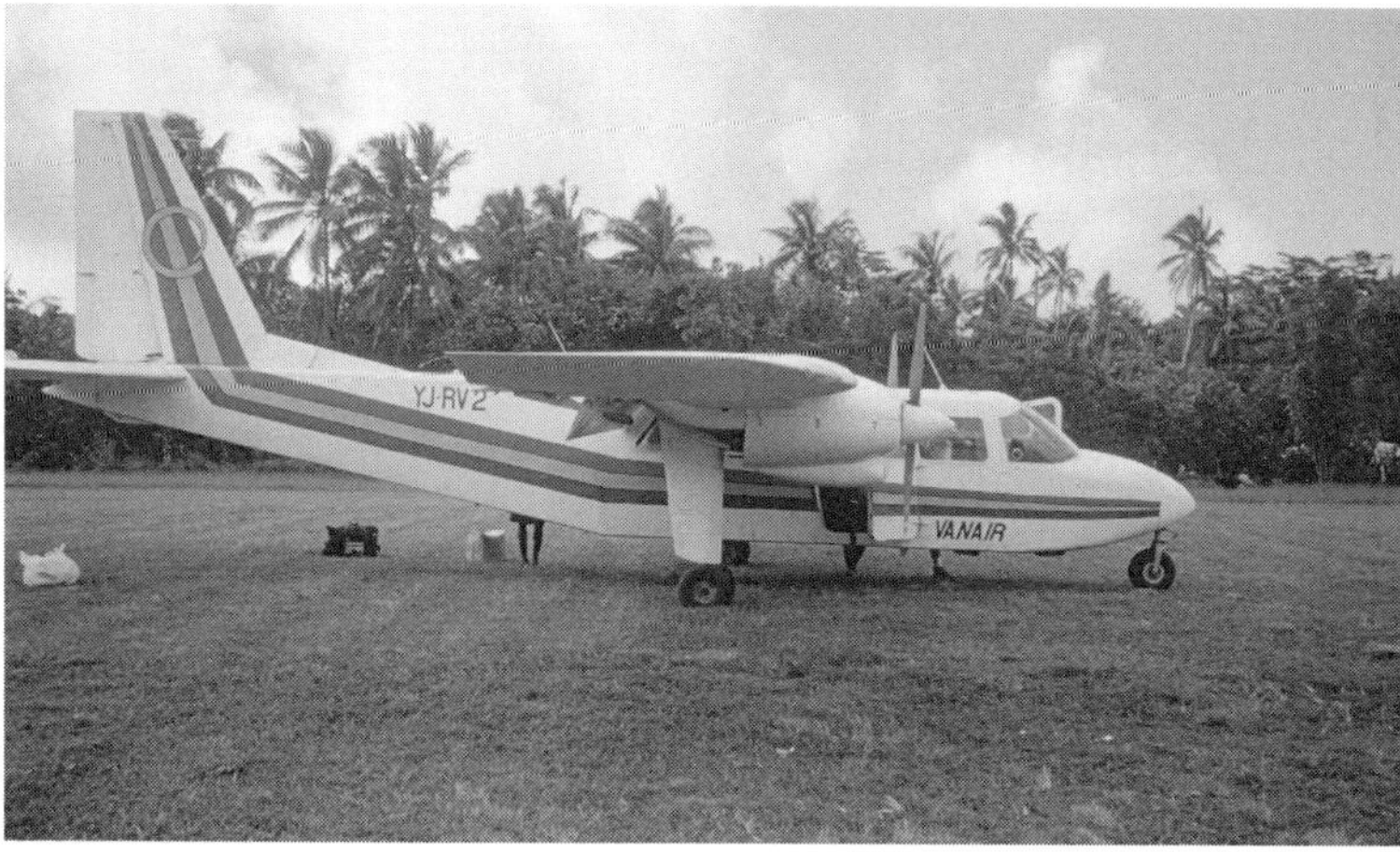

写真42　トンゴアとポートヴィラを結ぶ飛行機としてもっぱら使われていたのが、このノーマン・アイランダーという機体である。操縦席と副操縦席の後ろに２人掛けシートが４列ある。トンゴアの空港にて。1996年４月。

こうした例からは、センナリホオズキを使った治療法に関する情報が、秘密にされることなく人から人へ次々に伝えられて行ったことがわかる。また、その情報がポートヴィラから伝わってきていることもわかる。トンゴアの人々がシーサイド地区をはじめポートヴィラにもたくさん住んでおり、双方の間を人、モノ、情報が絶えず行き来していることは前の章で触れた通りである。そうした状況下で、デング熱の治療法に関する情報もポートヴィラからイタクマへと伝わったわけだ。

さて、センナリホオズキを使った治療法に関する情報の出所がポートヴィラであることはわかった。では、ポートヴィラに住むトンゴア島民たちはどこからその情報を得たのだろうか。それについて調べるためにはポートヴィラ在住者から話を聞く必要がある。幸い長期滞在のためのビザの取得がうまく行かず、日本に一時帰国することになっていたので、ポートヴィラに上京する機会は何度もある。そのときに調べることにした。不幸中の幸いである。

ポートヴィラで暮らすトンゴアの人々から話を聞いてまわった結果、情報源はヴァヌアツ・ウィークリーという週刊新聞の記事であることがわかった。この新聞はもう発行されていないが、当時はヴァヌアツを代表する新聞で、記事は三つの公用語で書かれていた。地方では入手することが難しかったものの、ポートヴィラではあちこちで販売されており、一部百円ほどだったこともあって読者が多かった。そのヴァヌアツ・ウィークリーに、センナリホオズキを使ったデング熱の治療法に関する記事が掲載されていたのである。ポートヴィラの人々はそれを読んで、もしくは記事を読んだ人々を通じて情報を得ていたのだった。

たとえばシーサイドに住む伝統医療の治療師は、記事を読んだ後、ヴィラ中央病院でデング熱と診断されてから彼女のもとを訪れた者に対して、記事の通りにセンナリホオズキの搾り汁を水に混ぜて与えたという。センナリホオズキは村でも街でも比較的容易にみつけることができるので、記事を読んで早速試してみたらしい。なかには、記事にしたがって、重症のデング熱で寝たきりになっていたヨーロッパ人の医師にセンナリホオズキの汁を飲ませ、見事に快復させたと豪語する者もいた。

このように、おおもとの情報源が白日のもとにさらされている新聞記事だから、センナリホオズキを使った治療法に関する知識も秘密になりようがない。道理で誰もが隠すことなく開けっ広げに教えてくれたわけだ。しかし、情報源が新聞記事であることはポートヴィラの人々から聞いてわかったものの、その記事が本当に実在するものか、しっかり確認しておく必要がある。かように、一つのハードルをクリアしたかと思うとすぐにまた別のハードルが現れる。大変だが、それもフィールドワークのおもしろさの一つである。

たしかめるには、ヴァヌアツ・ウィークリーのバックナンバーを一つずつチェックする必要がある。バックナンバーを保管しているところはトンゴアにはないので、この作業もポートヴィラでしなければならない。しかし、先述のようにポートヴィラに上京する機会は何度もあった。これまた不幸中の幸いだ。

ところで、そんな様子からもわかるように、フィールドワークというものが一つのかぎられた場所だけで完結するようなものでないことは、強調しておいた方が良いだろう。私の場合、トンゴアのイタクマという小さな村に拠点をおきつつも、ときにはポートヴィラでも情報を集める必要があった。これには、トンゴアの人々がポートヴィラにたくさん住んでおり、トンゴアとポートヴィラの間の人、モノ、情報の往来が頻繁であるという個別事情があった。

しかし、そうした事情がなかったとしても、やはりポートヴィラで情報収集する必要はあっただろう。たとえば村人たちの生活に影響を与えていそうな政府の政策などは把握しておいた方が良い。となると、その情報源となる報告書などの文献資料をチェックしたり、政府関係者に話を聞いたりするために、政府機関のあるポートヴィラに出る必要がある。

私の場合、イタクマでフィールドワークをはじめた当初から政府の医療政策、なかでも伝統医療に関する政策の動向を把握しておかねばならないと考えていた。そのためには保健省などでの情報収集が不可欠だ。幸い保健省は元勤務先。情報を集めるうえで人脈には事欠かない。そのため、滞在延長の手続きで繰り返しポートヴィラに出る必要があったフィールドワークの最初の四カ月間は、上京するたびに保健省を訪ねては、文献資料をコピーさせてもらったり、スタッフに話を聞いたりしていた。

私にとってイタクマをはじめトンゴアがメインのフィールドだったことはいうまでもない。しかし、ポートヴィラで情報収集をしていなかったならば、トンゴア島民の伝統医療に関する理解は底の浅いものになってしまっていたに違いない。

4 新聞記事の読まれ方

さて、ヴァヌアツ・ウィークリーの記事である。刊行元の新聞社ならばバックナンバーも一通り保管しているだろうと思ったが、協力隊事務所の図書室にもバックナンバーが取りおかれていることを隊員時代にみて知っていたので、まずはそちらをチェックすることにした。件の記事があるとすればデング熱が流行していた頃だろう。流行期間は一年くらいだったから、その頃に的を絞ればチェックすべきバックナンバーの数も自ずとかぎられてくる。それにヴァヌアツ・ウィークリーは紙面が十五面ほどと少なかったので、チェックし終えるまでにさほど時間はかからないはずである。

案の定、目的の記事はあっけなくみつかり、無事それが実在することを確認できた。記事はその年の流行で最初のデング熱患者がヴィラ中央病院で確認されてから三カ月後に掲載されていた。ちょうど流行が最初のピークに達し、ヴィラ中央病院に毎週百人を超える患者が訪れていた頃である。とくに記事が掲載された直前の週には外来患者が五百人近くに上り、六十五人が入院。出血性デング熱による死亡者も五人出ていた。また、トンゴアでも同じ頃に死亡者が出ており、島の保健所には多い週で七十人近い患者が訪れていた。記事はそんな緊迫した事態のなかで掲載されたのだった。ちなみに、ここで挙げた患者数の情報も、上京したときに保健省で入手した文献資料から得たものである。

記事は二面にわたっており、ビスラマ語で書かれている。ポートヴィラのヴァヌアツ人の多くは日常的にビスラマ語を使っているので、そうした人々にとっては英語やフランス語の記事よりも目にとまりやすかったはずだ。記事には流行がピークを迎え、死者も出る事態となるなか、デング熱に対する近代医療の根本的な治療薬がないことを踏まえて、当時の首相ウォルター・リニが国会で薬草の使用を訴えたことが取り上げられている。政府レベルでは、デング熱の治療に伝統医療の薬草が使えないか、その可能性が検討されていたのである。

例のセンナリホオズキについては丸一面がその記事に充てられており、学名や特徴、デング熱の治療での使用法などが写真とともに詳しく紹介されている。記事ではまたこの植物に関する情報が掲載されるに至った経緯についても触れられている。それによると、センナリホオズキの情報をヴァヌアツ・ウィークリーが取り上げたのは、ポートヴィラに住むフィジー人植物学者からの情報がきっかけだったという。この植物学者はフィジーでデング熱の流行が起きたとき、彼女の夫をはじめ多くのフィジー人やフィジー在住の欧米人たちが、センナリホオズキの葉の汁を水に混ぜて飲み、デング熱を治したことを知っていた。このため、そのことをヴァヌアツの人々にも伝えるべきだと考え、ヴァヌアツ・ウィークリーに情報を提供したという。

ただし、同じ面にはヴィラ中央病院の西洋人医師のコメントも掲載されている。彼はセンナリホオズキを使うことは個人の自由であり、全面的に反対することはできないとしつつも、この植物がデング熱のウィルスに対して効力をもっている科学的な証拠が未だないため、積極的にその使用を勧めることはできないとしている。この懐疑的なコメントを受けて同じ面の後半部では、ヴァヌアツ・ウィークリーがORSTOMというフランスの学術機関に協力を依頼し、センナリホオズキの効力を科学的に検証するべく、その実験施設のあるパリかニューカレドニアのヌメアで、含有成分の分析を行う予定であることも報じられている。

このように、記事ではデング熱に対するセンナリホオズキの効能だけにとどまらず、それが科学的に検証されていないことにも触れられており、客観的かつ多角的な報道がなされていた。しかし、トンゴアの人々のこの植物に関する話を聞いていると、先の西洋人医師の懐疑的なコメントに言及する者はまったくおらず、すっかり無視されてしまっているようだった。対照的に、イタクマでの病歴調査などで集めることのできた事例にはデング熱の事例が九例あったが、その九人をはじめとしてデング熱に罹った人々のほとんどが、「センナリホオズキの汁を水に混ぜて飲むことで実際に治った」と異口同音に語っていた。

一方、記事の一週間前のヴァヌアツ・ウィークリーには、やはり二面にわたってデング熱に関する別のビスラマ語の記事が掲載されていた。センナリホオズキの記事を探すためにバックナンバーをチェックしていて偶然みつけたこの記事は、ヴィラ中央病院に五百人近い外来患者が訪れ、出血性デング熱による死者が五人出た週に掲載されていたものである。記事では、デング熱の症状、患者数の動向、媒介蚊であるネッタイシマカの特徴、その繁殖源（主に貯水槽や排水溝、空き缶、古タイヤといった人工物や廃棄物に溜まった水）をなくす方法などがイラスト入りで解説されている。また、デング熱が死に至ることもある危険な病気であり、近代医療には根本的な治療薬が未だないことにも触れられている。

流行が起きたとき、保健省は新聞やラジオなどを使って（当時テレビは未だ放送されていなかった）デング熱に関する情報発信を盛んに行った。先のヴァヌアツ・ウィークリーの記事もその一つだったのだろう。そのようにして保健省から盛んに発信される情報のなかでは、デング熱が蚊によって媒介されること、死に至る場合もある危険な病気であること、近代医療の治療薬がないことなどが説かれていた。私がポートヴィラで入手した、保健省が作成した一般向けのビラや冊子のなかでも

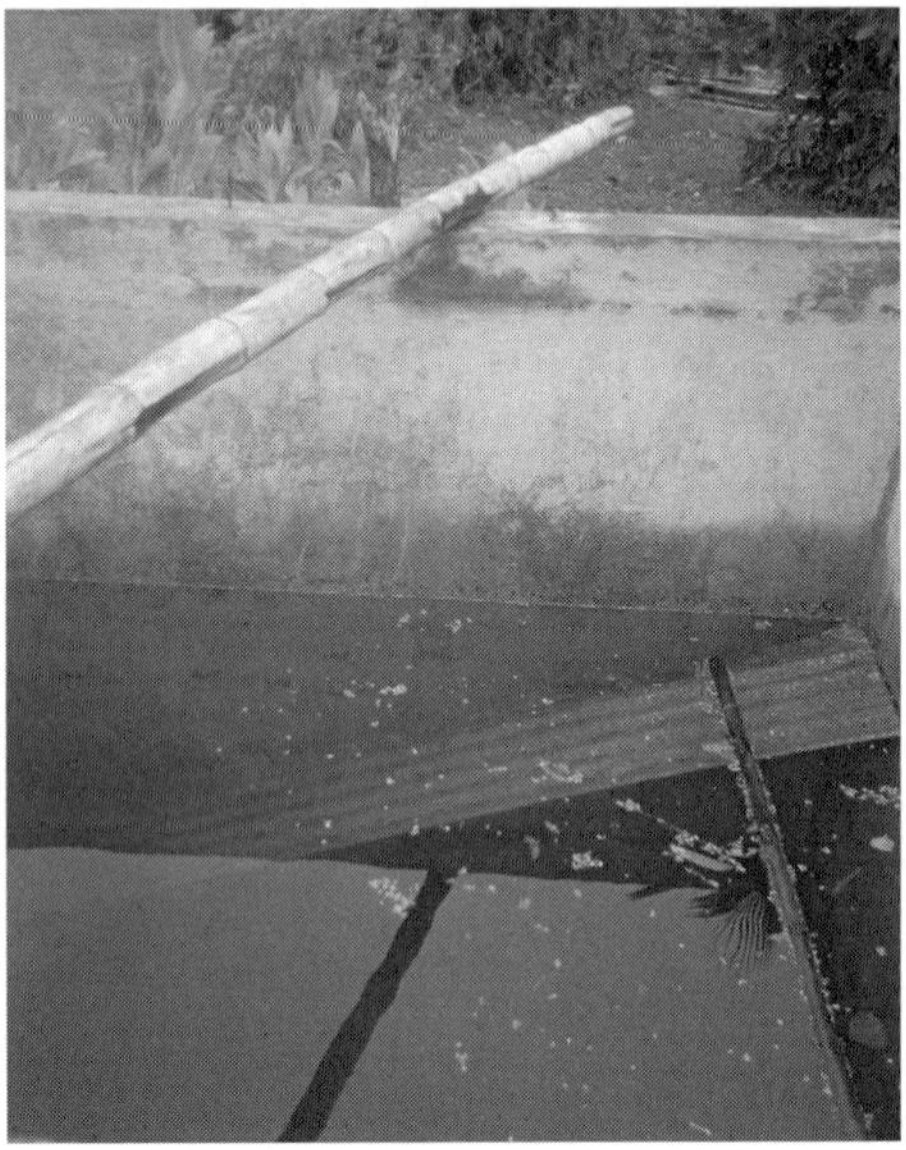

写真43　ブブの家の貯水槽。蓋などがないため、デング熱を媒介するネッタイシマカの格好の繁殖源と化している。一家の憩いの場であるテラスの近くにあるため、蚊が多いことがテラスの唯一の難点だった。1996年３月。

これらのことが強調されている。

トンゴアの人々はこうした情報に接するとともに、ヴィラ中央病院や島の保健所で治療を受けてもなかなか快復しない重症患者たちを目の当たりにすることで、近代医療では対処することの難しい病気が、霊や邪術による病気のほかにも存在するのを実感しただろう。他方で、センナリホオズキの一件は、伝統医療の薬草のなかにそうした難病にも対処できるものが実在するということを、人々に印象づけたはずである。

センナリホオズキの記事に関してさらにいえば、人々の間では、フィジー人の植物学者の情報提供によって、ヴァヌアツ・ウィークリーに記事が掲載されるに至ったこともよく知られていた。こうした経緯を知ることを通じて、人々は近代医療と関係の深い科学者（この場合は植物学者）が、

「新聞への情報提供に値するほど、薬草には近代医療と同じように治療法としての妥当性がある」と肯定的に評価していることを認識したと考えられる。

5　薬草調査と選挙

ただ、トンゴアの人々が、近代医療と密接なつながりをもつ科学者などの側から、薬草に対して肯定的な眼差しがむけられていることを認識する機会は、デング熱の流行のときだけにかぎらずほかにもあった。ここではそうした機会の例を二つだけ取り上げることにしたい。この二つの機会のことについて知ったのはフィールドワークの後半だった。そのうち一つについてはどのようにして知ったのか、ノートに詳しい経緯が書かれておらず今となっては思い出せない。あらたまった聞き取りによるものでないことはたしかである。例によってカヴァを飲みながら雑談していたときに聞き知ったのかもしれない。

話を聞いた相手はイタクマの男性で、話の内容は前出のORSTOMという学術機関に関するものだった。ORSTOM（l' Office de la recherche scientifique et technique outre-mer）は海外科学技術調査局というフランスの政府機関で、現在はIRD（Institut de recherche pour la développment）という名前になっている。主にフランスの海外領土や旧植民地だった国々などで、自然科学を中心とする分野や開発援助にかかわる分野の学術調査を行っている。当時はポートヴィラにも事務所があった。

男性によれば、このＯＲＳＴＯＭの科学者たちが、エイズやガンといった治療の難しい病気などに効果のある薬剤の開発を目的として、トンゴアのいくつかの村（イタクマは含まれていない）で伝統医療の治療師を対象に薬草の調査をしたとのことだった。彼はまたＯＲＳＴＯＭのヴァヌアツ人スタッフから、その実験施設では薬草に含まれる物質を抽出し、本当に病気に効くかどうか調べることができるという話も聞いたという。ＯＲＳＴＯＭに関する同じような話はその後ほかの村人たちからも耳にした。

この薬草調査の話に興味をもった私は、ポートヴィラに出る機会があったときにＯＲＳＴＯＭのポートヴィラ事務所で話を聞いてみようと思った。日本に一時帰国してヴァヌアツに戻った後は、長期滞在ビザがあるので安心してトンゴアに長居できた。その分ポートヴィラに出る機会もぐっと減ったが、わずかな機会を利用してＯＲＳＴＯＭに出かけるつもりだった。フランス人スタッフのなかに知り合いの植物学者がいたので、彼に話を聞こうと思ったのである。

ところが、話はＯＲＳＴＯＭに出かけるまでもなく聞くことができた。すでに書いたように治療師などから薬草の話を聞くのは骨の折れることだったが、なかにはセンナリホオズキのように秘密にされていない薬草もあり、それについては話を聞いたり、実物をみせてもらって写真を撮ったりすることができた。写真はポートヴィラに出たときに現像し（未だデジカメがない時代である）、農林省のヴァヌアツ人スタッフのところに持参して学名を同定してもらっていた。海外の大学で植物学を学んだ彼はヴァヌアツの植物にとても詳しかった。その彼が、トンゴアで薬草調査を行ったＯＲ

STOMのチームのメンバーだったのである。農林省に移る前、ORSTOMで働いていたのだ。何というめぐりあわせ！

彼の話によれば薬草調査は一九八三年に行われたとのことだった。ポートヴィラに住むトンゴア島民の伝統医療の治療師（イタクマ出身者ではない）とともにトンゴアに一週間滞在し、二つの村（イタクマは含まれていない）で治療師たちから薬草に関する聞き取りを行った。そして、植物標本を作成してポートヴィラに持ち帰った。ただし、その目的はイタクマの村人たちから聞いていた薬剤開発などではなく、薬草として使われている植物に含まれるアルカロイドという成分の分析にあったという。

ところが、調査の対象となった二つの村の人々の間で、「ORSTOMの科学者たちがニューカレドニアの実験施設に薬草を持ち去って難病に効く薬剤を製造し、利益を上げようとしている」という話が流布し、思うように聞き取りができなかったらしい。イタクマの村人たちから私が聞いたORSTOMの薬草調査に関する話も、おそらく二つの村で流布していたこうした話が伝わったものなのだろう。結局、ORSTOMのチームはトンゴア滞在中に二十種類ほどの薬草に関する情報しか得られなかったそうだ。何とも身につまされる話である。他人事とは思えない。

ともあれ、ORSTOMの薬草調査もまた、伝統医療で使われている薬草に対して科学者の側から肯定的な眼差しがむけられていることを、トンゴアの人々が認識する機会になったといえる。誤解であるとはいえ、人々は学術機関の科学者たちが、「薬草のなかには近代医療の薬剤になり得る

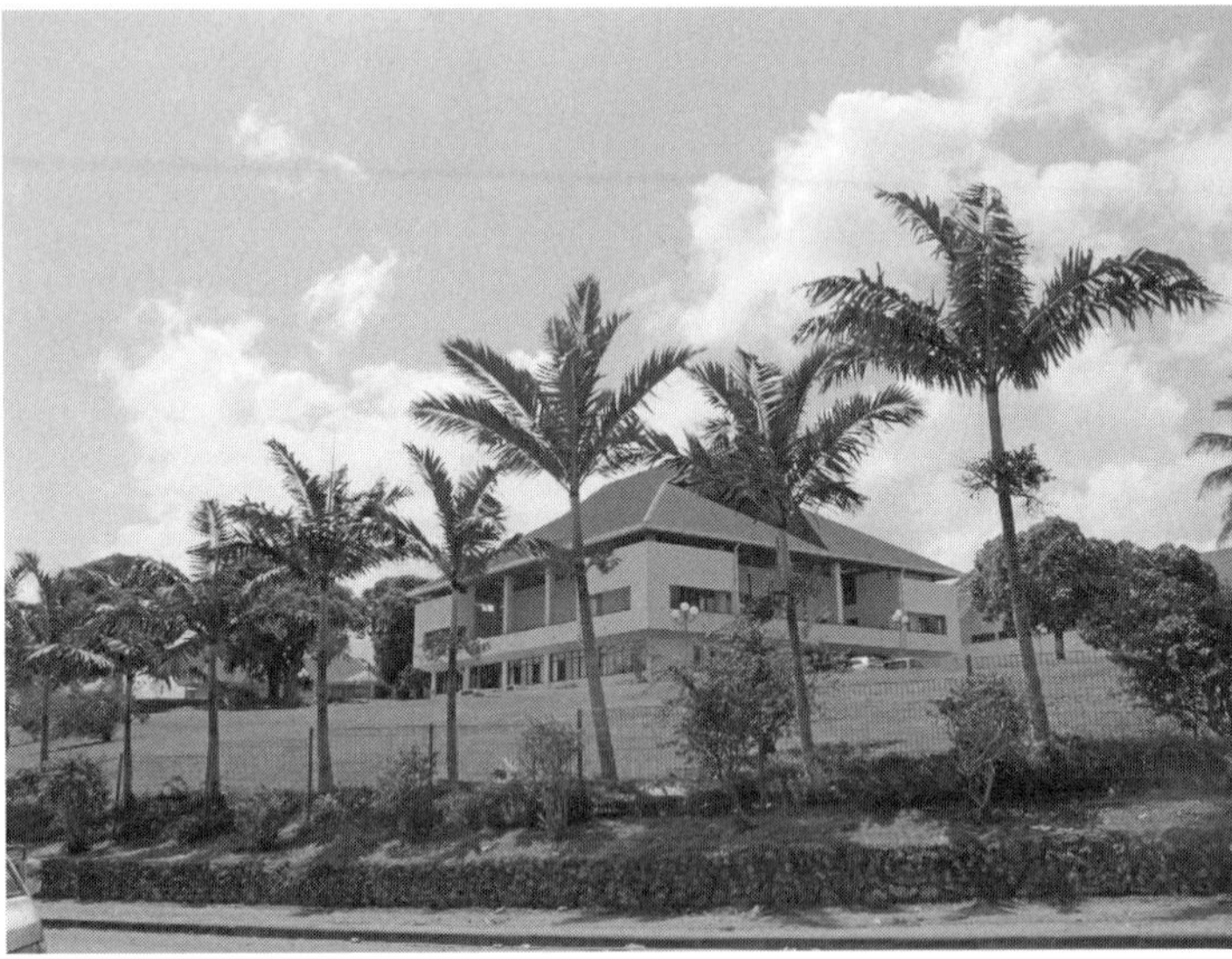

写真44　ポートヴィラの中心街近くにある国会議事堂。国会は一院制で、フィールドワーク当時の議席数は50人（現在は52人）。ヴァヌアツの元首は大統領だが象徴的存在であり、政界の実質的なトップは国会議員が選出する首相である。2013年8月。

ものがあるとみている」、そう捉えたのである。

さて、以上のORSTOMの薬草調査のほかにもう一つの機会として取り上げるのが、国会議員選挙の例である。選挙はフィールドワーク後半の一九九五年十一月にあった。国会議員の選挙はオリンピックのように四年に一度なので、ちょうどそのときにヴァヌアツに居合わせる機会などそうそうない。せっかくの貴重な機会なので、伝統医療に関する調査を進めるかたわら、試しに村人たちの投票行動についても調べてみることにした。そして、その関係で、イタクマや隣村に候補者がくると演説を聞きに行ったり、各党のマニフェストが書かれた冊子を収集したりした。こうしたメインテーマから外れたある意味余計なことができるのも、長期滞在型のフィールドワークならではの長所である。

ところで、各党の冊子を読んでいたところ、先にデング熱流行時の首相として名前を挙げたリニの率いる政党の冊子のある箇所に目が釘づけになった。そこには、その政党が政権に就いた場合に実施する伝統医療に関する政策が書かれていたのである。具体的には、保健医療行政の一環として伝統医療を活用するための基本方針を採択すること、そのための法律を整備すること、国内各地の治療師を登録するためのワークショップを開催することなどだった。余計なことと思ってやっていたはずの投票行動に関する調査を通じて、はからずもメインテーマの伝統医療に関係する貴重な情報も得ることができたわけだ。フィールドワークのときには想定外の問題も起きる反面、このような想定外の収穫もある。イタクマの広場での老人たちとの一件をきっかけに、期せずして村人たちの薬草に対する見方を知ることができたように。だからフィールドワークはおもしろい。

選挙後に発足した政権の中枢にこの政党がくい込めなかったこともあってか、先の伝統医療政策が実現することはなかった。しかし、冊子が配られた後、とくに同党の支持者や治療師たちの間では、そこに書かれていた伝統医療政策のことが話題になった。ＯＲＳＴＯＭの科学者などと同じように政治家もまた伝統医療を肯定的に評価している。国会議員選挙は人々がそのことを認識する格好の機会となったわけである。

6　ＰＨＣをめぐる動向

以上にみてきたように、トンゴアの人々はデング熱の流行や学術機関の薬草調査、国会議員選挙をはじめとするさまざまな機会を通じて、科学者や政治家といった近代医療と関係の深い人々が、「伝統医療を迷信めいた非科学的なものと切り捨てるのではなく、病気の治療に関して妥当性があるものと肯定的に捉えている」、そう認識するようになっている。いってみれば、「伝統医療の治療法としての有効性に近代医療の側も御墨つきを与えている」と認識するようになっているわけだ。こうした認識が、人々の間にみられる「伝統医療の薬草が近代医療の守備範囲としてきた病気の治療にも効果がある」という見方を下支えする基盤の一つになっているのではないか。フィールドワークの終盤になって私は最終的にそう理解するようになった。

ただ、その後もさらなる問いが浮かんだ。科学者や政治家といった人々が伝統医療を肯定的に評価しようとしているのはどうしてなのだろうか。

しかし、この問いについては手かがりになりそうなことがすぐに思い浮かんだ。保健省のなかにプライマリーヘルスケア（ＰＨＣ）課という課があったことを思い出したのである。ＰＨＣとは、開発途上国を中心に世界各国の保健医療行政のなかで広く受け入れられている理念のことである。一九七八年にカザフスタン（当時ソ連）のアルマトイ（アルマアタ）で開催されたＷＨＯとユニセフ

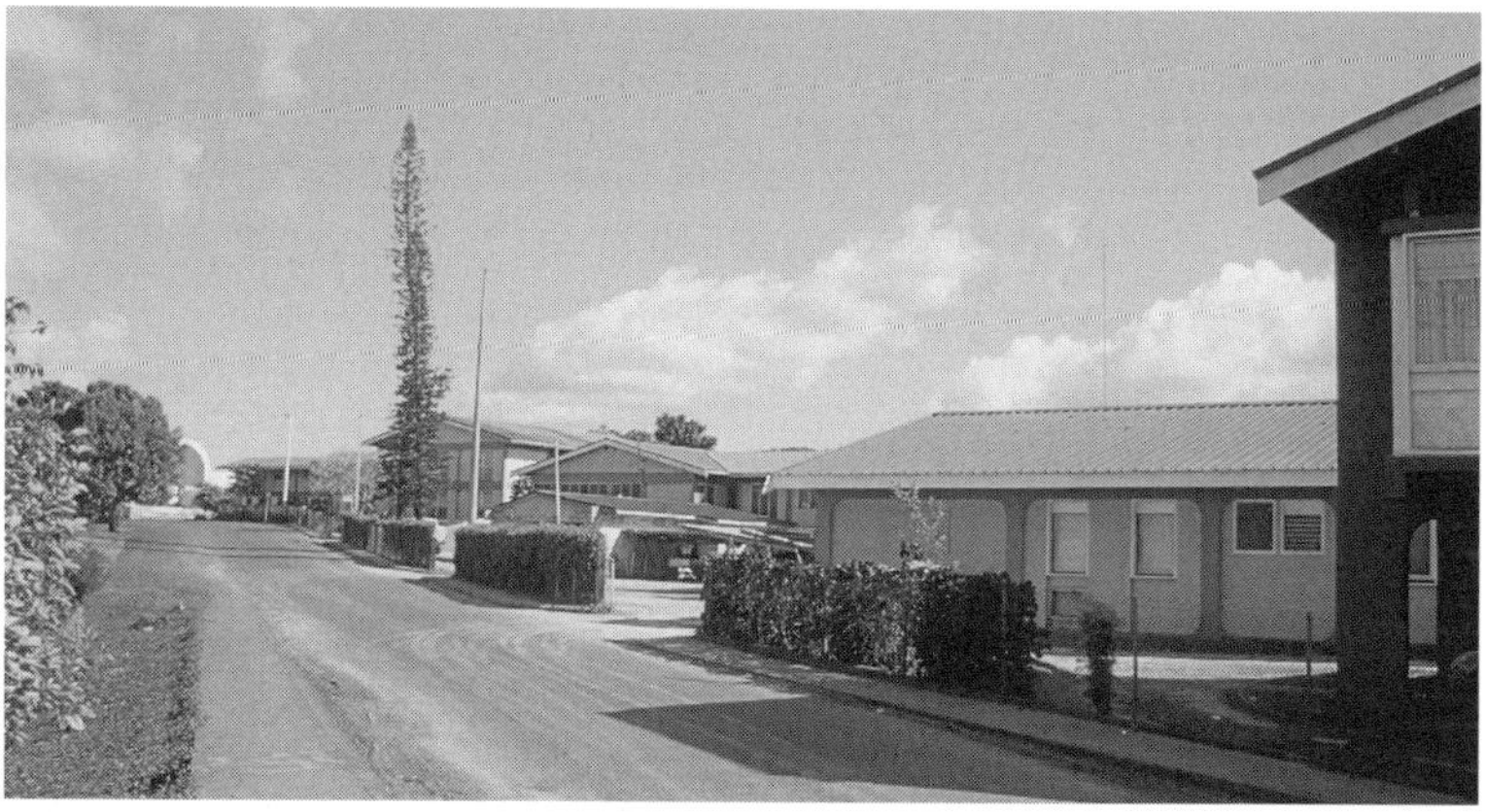

写真45　道路の右側の建物のうち右から３棟までが、隊員時代の勤務先の保健省が入っていたジョルジュ・ポンピドゥー・ビルディング。マラリア対策課を含む一部の部署は現在、市内の別の場所に移転している。2000年８月。

による国際会議のなかで提示されたもので、この理念のなかでは、保健医療分野のさまざまな活動が行われるにあたって次のようなことが重視されねばならないと説かれている。活動の対象となる人々のニーズを適切に把握すること、人々の積極的な参加（住民参加）をともなうようにすること、たんに先進国のハイテク医療を移植するのではなく、対象地域の状況にそくした適切な技術（適正技術）を使用すること、地域にすでにある人的および物的資源を最大限活用することなどである。

これらの点のうち、直接的にはとくに適正技術や地域の人的、物的資源の活用などとの関連で、ＰＨＣの理念が登場して以降、保健医療行政のなかで伝統医療を積極的に評価し、活用して行こうとする動きが世界的に活発化した。この章で取り上げたデング熱流行時の植物学者によるメディアへの薬草情報の提供やＯＲＳＴＯＭによる薬草調査、国会議員選挙での伝統医療政策に関する提言は、いずれもそうしたグローバルなトレンドのなかに位置づけることができるものといえる。

ＰＨＣの理念は一九七八年の国際会議、より正確にはそこで採択されたアルマアタ宣言という声明でおおやけにされてから、すぐに世界各国の保健医療行政に採り入れられた。ヴァヌアツ政府も一九八〇年の独立後いち早く導入し、それに則った施策を実施するようになった。まず、先に触れたＰＨＣ課という課が保健省のなかにつくられた。そして、この課のもと、国内各地でＰＨＣの理念に基づく住民参加型のプロジェクトが行われた。たとえばサント島やタンナ島といった島々では、分娩介助の経験が豊富な伝統医療の女性治療師たちを、近代医療の助産師のアシスタントとして活用しようというプロジェクトがスタートした。先述のようにＰＨＣのなかで重視されていることの一つに地域の人的、物的資源の活用があるが、国内各地の治療師たちを活用しようとする試みはこれにそくしたものである。

また、国の保健医療行政システムのなかに伝統医療を組み込むことを目的として、保健省のなかに伝統医療課という課を設けることも検討された。この課のもとで治療師たちを組織化し、医師などの不足している地域で積極的に活用することが計画されたようである。しかし、ＰＨＣ課と違ってこの伝統医療課の設置は実現しなかった。

こうした政府レベルの動向に関する情報も、ポートヴィラの保健省での情報収集を通じて得た。

とくにＰＨＣ課のことについては、その課長と隊員時代から親しくしていたので詳しい話を聞くことができ、報告書などの文献資料もコピーさせてもらうことができた。

それを含めてここまで書いてきたことをあらためて振り返ってみると、隊員時代の後に行ったフィールドワークは、隊員時代に築いたネットワークに負うところが非常に大きかったことを痛感する。保健省での情報収集ができたのも、トンゴアをフィールドに選んだのも、隊員時代に出会った多くの友人たちがいたからだった。そもそもそうした人脈はもとより、トンゴアでのフィールドワークのテーマに伝統医療を選んだのも、隊員時代にマラリア対策にかかわったことに端を発していた。私のフィールドワークは隊員時代の二年間からはじまっていたのである。

話をＰＨＣのことに戻すと、興味深いのは、政府がそれを積極的に導入し、保健省内にＰＨＣ課を設置したり、伝統医療課をつくろうとしたりしていたときの首相が、デング熱の流行や国会議員選挙のところで名前を挙げたリニだったことである。独立運動の指導者で建国の父とも称される彼は独立後に初代の首相となり、私が隊員として派遣された一九九一年まで十一年間の長きにわたってその地位にいた。デング熱の流行時にも首相を務めており、そのときにはすでに触れたように国会で薬草の使用を訴えている。他方、一九九五年の国会議員選挙のときには野党の党首だったが、やはり先述したように彼の党のマニフェストが掲載された冊子には、伝統医療政策に関する提言が書かれていた。

これらの点を踏まえるならば、ヴァヌアツにＰＨＣが導入され、それにかかわる一連の施策が行われたときには、当時首相だったリニが主導的な役割を果たしていた可能性が高いと考えられる。おそらく彼はＰＨＣの理念に賛同していたのだろう。いずれにせよ、伝統医療を肯定的に評価しようとする彼の姿勢は、ＰＨＣをめぐる世界的な動向と関係していたわけである。

一般の日本の人々にとって、知名度の低いヴァヌアツという国の、そのまた地方のトンゴアという島など、まったくイメージできないか、「浮き世から隔絶した南海の孤島」といったイメージくらいしか思い浮かばないかもしれない。しかし、フィールドワークを進めるなかで、私はトンゴアの人々の伝統医療に関する見方が、ＰＨＣという理念のもとで伝統医療を積極的に評価し、活用して行こうとする世界的な動向と少なからず関係していることを理解するようになった。世界の周縁に位置する小さな島国の、さらに周縁の小さな島の伝統医療もまた、グローバルなトレンドと決して無縁ではない。そのことを、フィールドワークを終える頃になって実感するに至ったのだった。

7　治療師の知識

ただし、トンゴアの人々の間にみられる「伝統医療の薬草が近代医療の守備範囲としてきた病気の治療にも効果がある」という見方は、ＰＨＣをめぐるグローバルな動向と関係している一方で、そうした薬草を実際に見聞したり、使ったりした経験によっても裏打ちされている。その代表的な例がデング熱の流行のときに知られるようになったセンナリホオズキである。また、イタクマで行った病歴調査などで集めることのできた二一九例の事例についてもう一度振り返ってみると、そのうちの二十例ではデング熱のほかにマラリアや淋病、高血圧症で薬草が使われていた。事例として取り上げたミッシェルの場合、治療師から教わったインドシタンという植物を使って淋病に対処していた。

となると、このインドシタンのように、実際に使われており、「近代医療の守備範囲としてきた病気の治療に効果がある」という伝統医療に関する人々の見方にリアリティを与えている薬草について、もっと調べねばならない。そのためには、薬草の知識の中心的な担い手である治療師たちに話を聞く必要がある。

トンゴアでの滞在期間が長くなるにつれて、顔馴染みになった治療師たちの間では、私に対する「薬剤開発のために薬草を探しまわっている輩」という見方は薄れて行ったようだった。なかには最後までとりつく島のない治療師もいたが。しかし、治療師たちのもつ知識の大半が秘密のものであることに変わりはない。彼ら彼女らのもとを渡り歩いて一人ずつ使っている薬草のことを片っ端から聞いて行ければ話は簡単だが、私を介してほかの治療師に自分の知識が漏れ伝わってしまうのを警戒してか、薬草についてはは相変わらずほとんど話を聞くことができない状況だった。

結局、トンゴアの二十四人の治療師のうち、まとまった話を聞くことができたのは三人だけだった。ただし、その三人のうちアリックとジョセフという男性治療師は、意外なことに彼らの方から薬草のことを教えようと積極的にアプローチしてきた。二人はともに四十歳代で、アリックはイタクマの北隣のマタンギ村、ジョセフは島の反対側の方に位置するラヴェンガ村に住んでいた。また、アリックは大多数の島の人々と同じように焼畑耕作をしながら半ば自給自足的に暮らしていたが、ジョセフは小学校の教師をしていた。

彼らの申し出は願ってもないものだった。しかし、話を聞いてみてすぐに二人の方にも目論見があることがわかった。アリックは次のような話をもちかけてきたのである。「近代医療にはエイズの治療薬が未だないらしいが、俺はエイズに効く薬草を知っている。教えてやるからそれを日本に持ち帰り、実験室でエイズの治療に効果のある物質を取り出して薬剤をつくってくれ。それを売って二人でビジネスをしようではないか」。

また、ジョセフも「薬草の知識を教えるのと引き替えに、どこかでそれらの薬草から薬剤をつくることができないか調べてきてほしい」と依頼してきた。彼の知っている薬草のなかでも、近代医療で特効薬のないエイズやガンといった難病の治療に効果があるとする薬草について、その製薬化を考えているようだった。

アリックもジョセフも、フィールドワーク当初のイタクマの人々と同じように私をプラントハンターのような存在として捉え、そうした依頼や提案をしてきたわけである。ただし、イタクマの人々とは対照的に、二人はそのような存在としての私を自分の目論見のために利用しようとしていたのだった。

また、彼らの依頼や提案からは、イタクマの人々と同様、二人も伝統医療の薬草には近代医療の薬剤の原料になり得るものがあると捉えていることがわかる。彼らの依頼については「応えることができない」と丁重に断ったものの、どのような風の吹きまわしか、アリックからは二十種類、ジョセフからは五十種類の薬草を教えてもらうことができた。薬剤開発の手伝いはできないので、ひとまず慣例にしたがって数千円の現金を贈ることにした。秘密の知識だから詳しく紹介することはできないが、アリックから教えてもらったもののなかにはエイズ、ガン、糖尿病、マラリアに効くとされる薬草が、ジョセフから教えてもらったもののなかにはエイズ、ガン、結核、高血圧症、糖尿病、肺炎、破傷風、百日咳、貧血症、マラリア、淋病に効くとされる薬草が含まれていた。

二人のうちとくにアリックに関しては、彼がエイズやガンといった難病に効くとされる薬草の知識をもつことが巷ではよく知られていた。また、彼は近代医療が守備範囲としてきたそうした病気にも対処できるということから、近代医療の医師のような者という意味で人々からドクターと呼ばれていた。アリックは一九九四年にニューカレドニアのヌメアに半年ほど滞在し、二人のエイズ患者を含む二百人近い病人を治療したという。そうしたエピソードや、彼の使っているエイズやガンなどに効くとされる一連の薬草の存在も、「伝統医療の薬草が近代医療の守備範囲としてきた病気の治療にも効果がある」という人々の見方に一定のリアリティを与えていたといえる。

8　タータ

ところで、治療師といえば、アリックやジョセフ以前に私のいちばん身近なところにはタータがいた。そもそもブブたちのところに居候させてもらうことにしたのは、妻のタータが治療師でもあるからだった。

ブブやトムと同じように、彼女も私のフィールドワークの目的などをしっかり理解してくれていた。ただ、薬草や呪文の知識は秘密のものなので、フィールドワークのはじめ頃に「差し障りがなければ、いずれ気がむいたときに詳しい話を聞かせてほしい」とだけ伝え（もちろんしかるべき財を対価として贈ることも含めて）、彼女のもっている知識についてこちらから立ち入ったことはあえて尋ねないようにしていた。代わりに、治療師になった経緯をはじめとして、どちらかといえば当たり障りのない話を聞くにとどめるとともに、病気や不調で訪ねてくる人々への彼女の応対や治療の様子を観察させてもらっていた。

ただ、残念なことに、彼女を訪ねてくる人々は平均すると数週間に一人という程度で、月に一人くらいのときもあった。当初、私は訪ねてくる人々が毎日のようにいるだろうと思っていた。実際、彼女はイタクマだけでなく、ほかの村の人々の間でも知られた治療師だった。ところが、訪ねてくる人々は予想に反して少なかった。夫のブブがチーフなので、彼女のところに行くのは敷居が高いと思われていたのかもしれない。たしかに正確に数えたわけではないけれども、イタクマのもう一人の女性治療師レベッカや前出のアリックの方が訪ねてくる人々が多い印象を受けた。

さらに予想外というかやや拍子抜けしたのが、訪ねてくる人々へのタータの応対や治療の様子だった。患者がくると彼女は症状のことなどを聞き、翌日以降にまたくるようにいっていったん帰宅させる。そして、その夜に夢見をし、翌日、再びやってきた相手に対して詳細を説明した後、症状や病気の原因に応じた薬草を与える。ほとんどの場合、与える前に小声で短い呪文を唱え、薬草に息を吹きかける。

治療はそれで終わり。神がかった託宣や謎めいた治療儀礼などはなく、実にあっさりとしている。ある精霊によって病気にされてしまった者の治療のときに、いくつかの植物を前にして呪文を唱え、それらに唾を吐きかけた後、燃やしたことがあった。治療儀礼らしきものをみたのはこのときだけである。ただ、こうした特徴はタータだけにとどまらず、ほかの夢見を行う治療師たちにも共通していた。

治療の様子を観察しているときには、使っている薬草の名前は何か、何のために使用しているのかといったことを聞くことはできた。しかし、いかんせんタータのもとを訪ねてくる人々が少ないのでそうした機会もかぎられ、薬草に関する情報が増えない。アリックやジョセフから教わったような、近代医療が対処してきたエイズやガンなどの病気に効くとされる薬草の知識を、彼女がもっていないことだけはかろうじてわかった。けれども、彼女のもっている知識について詳しい話を聞

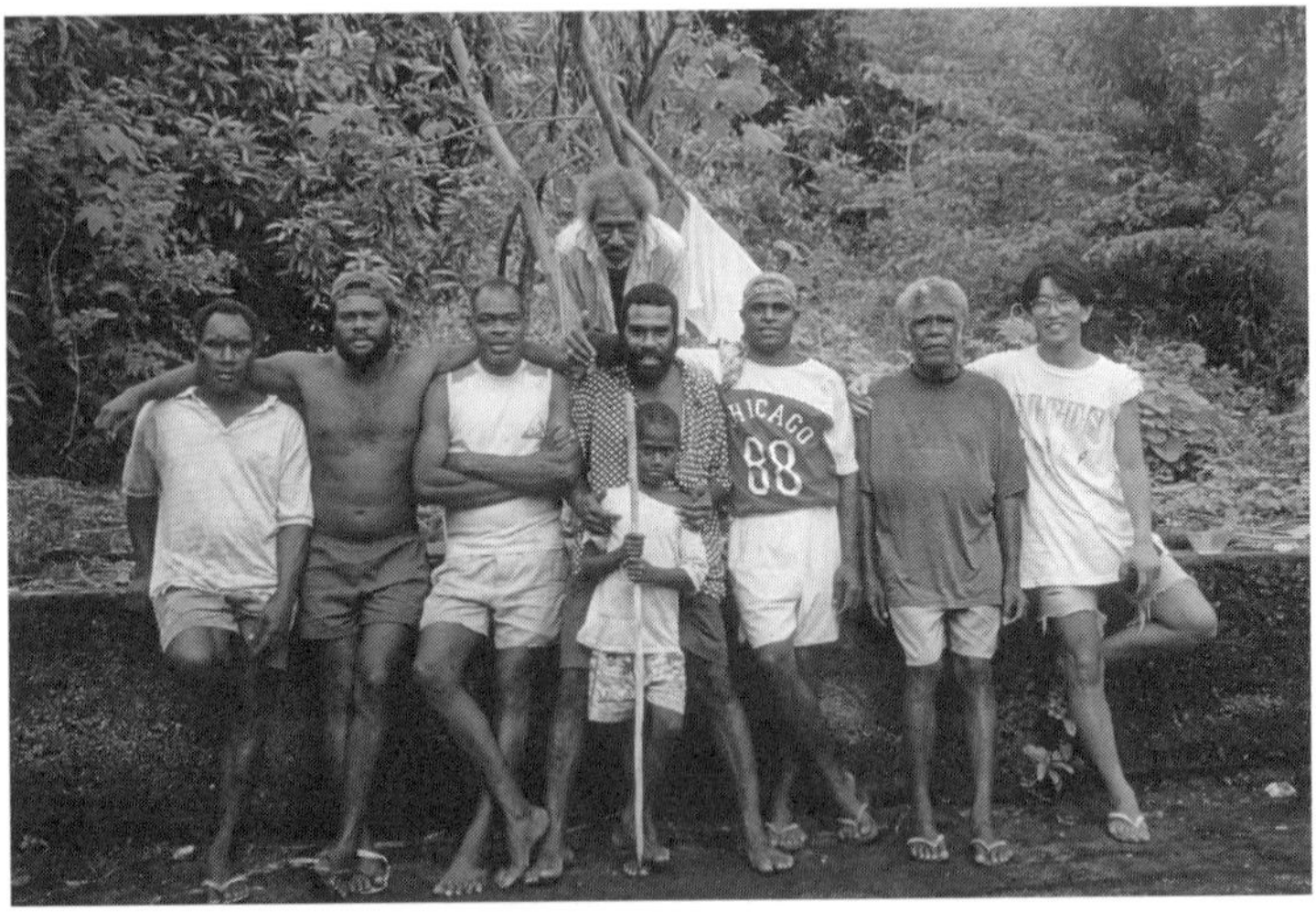

写真46　イタクマを去る数日前にブブの家で開かれた私の歓送会での１コマ。こうした催しに肉は不可欠。その足しにするべく、私もほかの村からウシを１頭、１万円ほどで買ってきて提供した。屠殺と解体は村人たちにお任せだったが。1996年４月。

けるのを今か今かと待ち続けたものの、ついにその機会は訪れなかった。ブブたちのところに居候させてもらうことを決めたときには、「もしかするとタータに弟子入りして治療師の世界を参与観察することができるかも」などと淡い期待を抱いていた。しかし、そんなことは夢のまた夢の話だったわけである。

イタクマを離れる日が目前に迫ったある日。意を決してタータに「どうして薬草や呪文の知識を教えてくれなかったの」と尋ねてみた。恨みがましい質問に対する彼女の答えはこうだった。「教える相手は自分の息子たちや娘たちのなかから選ぶつもりよ。彼らのなかでいちばん治療師にふさわしいと思う子を選び、私のもっているすべての知識を与えるつもりだよ」。

そうか、自分はタータの「息子」にはなれなかったか。治療師にふさわしい人物とはみなされなかったか…。所詮、研究目的で居候させてもらっていた赤の他人の分際にすぎないから当然のこととはいえ、それでも少し残念な思いに駆られながら私はイタクマを後にしたのだった。

おわりに

本書は、博士論文を書くにあたってヴァヌアツで行ったフィールドワークと、それに至る前段を時間軸にそって綴ったものである。その後もフィールドワークはしてきたし、国際協力の活動にもWHOやJICAの専門家として引き続きかかわってきた。しかし、文化人類学のフィールドワークの面でも、また国際協力の活動の面でも、青年海外協力隊員としてマラリア対策に携わった二年間と、トンゴア島で暮らしながらフィールドワークをしたときに匹敵するほど、長期にわたって密度の濃い経験をすることができた機会は、残念ながら今のところない。だから、今回フィールドワークに関する本を書くという宿題を与えられたときも、それらについて書くことしかアイデアが浮かばなかった。

幸い博士論文はフィールドワークの後、何とか書き上げることができた。また、これも幸いなことに、それをもとにして『カストム・メレシン―オセアニア民間医療の人類学的研究』(風響社、二〇〇一年)という本も出すことができた。本書で取り上げたフィールドワークの結果、どのようなことがわかったのか、より専門的に知りたい方はそちらもご覧いただければと思う。

本書はその本の「メイキング」の過程を綴ったものともいえるが、そうしたことを書くのは舞台裏を明かすようで、もっといえば誰も興味をもたない私的なことを不必要にさらすようで、恥ずかしい感じがした。しかし、そんな気持ちにとらわれてやる気がなくなりそうになると、フィールドワークの具体的なあり方や研究成果との結びつきなどをわかりやすく伝えることが、本書の、そしてこのフィールドワーク選書の目的であることを思い起こし、パソコンに向かった。

もとよりフィールドワークは文化人類学にとって不可欠なだけでなく、相手の人々の目線にそくして、彼ら彼女らとともに活動してゆこうとするタイプの国際協力にとってもきわめて重要なものである。舞台裏をもう一つ明かせば、修士課程時代に文化人類学から離れていた私が、博士課程進学にあたって学部のときに学んだ文化人類学を再び専門に選んだのは、隊員時代にマラリア対策に携わるなかでそのことに気づかされたためでもあった。本書が下手な私小説のようなものと化すことなく、そのようなフィールドワークの重要性、あるいは面白さの一端を伝えられるものになっていると良いのだが。

一九九一年に隊員として派遣されてから九六年にフィールドワークを終えるまでの間、本書に登場した方々をはじめ、数えきれないほど多くの方々から有形無形のご協力とご支援をいただいた。そのなかには、タータやジョセフをはじめとして、残念ながらすでに亡くなられてしまっている方々も少なくない。お名前を挙げると膨大な数になってしまうので、ここではやむをえず控えさせていただくが、すべての方々にあらためて心より御礼申し上げます。

本書の執筆にあたっては、フィールドワーク選書の編者として苦楽をともにしてきた国立民族学博物館の印東道子さんと関雄二さん、そして臨川書店編集部の西之原一貴さんと藤井彩乃さんから、草稿に対して、また本書のタイトルに関して、多くの貴重なコメントやアイデアをいただいた。藤井さんには編集段階でも非常にお世話になった。どうもありがとうございました。

最後に、ヴァヌアツ滞在中はもとより、帰国のたびにも手術や病気治療で入退院を繰り返し、心配をかけ続けてしまった父・英樹と母・知預子、そして本書の執筆を陰ながら支えてくれた妻・和子と娘・凛に感謝の意を伝えます。

二〇一五年二月　北摂にて

白川　千尋

白川千尋（しらかわ　ちひろ）

1967年東京都生まれ。総合研究大学院大学文化科学研究科地域文化学専攻修了。博士（文学）。大阪大学大学院人間科学研究科准教授。専門は文化人類学。呪術と科学の関係、国際協力と文化人類学の関係などをテーマに研究を行う一方、国際医療協力の実践的活動にも関わる。主な著書に『カストム・メレシン―オセアニア民間医療の人類学的研究』（風響社、2001年）、『南太平洋における土地・観光・文化―伝統文化は誰のものか』（明石書店、2005年）、『テレビが映した「異文化」―メラネシアの人々の取り上げられ方』（風響社、2014年）、『ものとくらしの植物誌―東南アジア大陸部から』（共編著、臨川書店、2014年）などがある。

フィールドワーク選書 20

南太平洋の伝統医療とむきあう
マラリア対策の現場から

二〇一五年五月三十一日　初版発行

著者　白川千尋
発行者　片岡敦
印刷 製本　亜細亜印刷株式会社

発行所　606-8204 京都市左京区田中下柳町八番地
株式会社 臨川書店
電話（〇七五）七二一―七一一一
郵便振替　〇一〇七〇―二―八〇〇

落丁本・乱丁本はお取替えいたします
定価はカバーに表示してあります

ISBN 978-4-653-04250-1 C0339

〔ISBN 978-4-653-04230-3 C0339　セット〕

フィールドワーク選書　刊行にあたって

編者　印東道子・白川千尋・関　雄二

人類学者は世界各地の人びとと生活を共にしながら研究を進める。何を研究するかによってフィールド（調査地）でのアプローチは異なるが、そこに暮らす人々と空間や時間を共有しながらフィールドワークを進めるのが一般的である。そして、フィールドで入手した資料に加え、実際に観察したり体験したりした情報をもとに研究成果を発表する。

実は人類学の研究でもっともワクワクし、研究者が人間的に成長することも多いのがフィールドワークをしているときなのである。フィールドワークのなかでさまざまな経験をし、葛藤しながら自身も成長する。さらにはより大きな研究トピックをみつけることで研究の幅も広がりをみせる。ところが多くの研究書では研究成果のみがまとめられた形で発表され、フィールドワークそのものについては断片的にしか書かれていない。

本シリーズは、二十人の気鋭の人類学者たちがそれぞれのフィールドワークの起点から終点までを描き出し、それがどのように研究成果につながってゆくのかを紹介することを目的として企画された。なぜフィールドワークをしたのか、どのように計画をたてたのかにはじまり、フィールドでの葛藤や予想外の展開など、ドラマのようなおもしろさがある。フィールドで得られた知見が最終的にどのように学問へと形をなしてゆくのかまでが、わかりやすく描かれている。

フィールドワークをとおして得られる密度の濃い情報は、近代化やグローバル化など、ともすれば一面的に捉えられがちな現代世界のさまざまな現象についても、各地の人びとの目線にそった深みのある理解を可能にしてくれる。また、研究者がフィールドの人々に受け入れられていく様子には、人間どうしの関わり方の原点のようなものをみることができる。それをきっかけとして、人工的な環境が肥大し、人間と人間のつながりや互いを理解する形が変わりつつある現代社会において、あらためて人間性とは何か、今後の人類社会はどうあるべきなのかを考えることもできるであろう。フィールドワークはたんなるデータ収集の手段ではない。さまざまな思考や理解の手がかりを与えてくれる、豊かな出会いと問題発見の場でもあるのだ。

これから人類学を学ぼうとする方々だけでなく、広くフィールドワークに関心のある方々に本シリーズをお読みいただき、一人でも多くの読者にフィールドワークのおもしろさを知っていただくことができれば、本シリーズを企画した編集者一同にとって、望外の喜びである。

（平成二十五年十一月）

印東道子・白川千尋・関 雄二 編

フィールドワーク選書 全20巻

四六判ソフトカバー／平均 200頁／各巻予価 本体 2,000円+税　臨川書店 刊

1 ドリアン王国探訪記 マレーシア先住民の生きる世界　信田敏宏 著　本体二、〇〇〇円＋税

2 微笑みの国の工場 タイで働くということ　平井京之介 著　本体二、〇〇〇円＋税

3 クジラとともに生きる アラスカ先住民の現在　岸上伸啓 著　本体二、〇〇〇円＋税

4 南太平洋のサンゴ島を掘る 女性考古学者の謎解き　印東道子 著　本体二、〇〇〇円＋税

5 人間にとってスイカとは何か カラハリ狩猟民と考える　池谷和信 著　本体二、〇〇〇円＋税

6 アンデスの文化遺産を活かす 考古学者と盗掘者の対話　関 雄二 著　本体二、〇〇〇円＋税

7 タイワンイノシシを追う 民族学と考古学の出会い　野林厚志 著　本体二、〇〇〇円＋税

8 身をもって知る技法 マダガスカルの漁師に学ぶ　飯田 卓 著　本体二、〇〇〇円＋税

9 人類学者は草原に育つ 変貌するモンゴルとともに　小長谷有紀 著　本体二、〇〇〇円＋税

10 西アフリカの王国を掘る 文化人類学から考古学へ　竹沢尚一郎 著　本体二、〇〇〇円＋税

11 音楽からインド社会を知る 弟子と調査者のはざま　寺田吉孝 著

12 インド染織の現場 つくり手たちに学ぶ　上羽陽子 著　本体二、〇〇〇円＋税

13 シベリアで生命の暖かさを感じる　佐々木史郎 著　本体二、〇〇〇円＋税

14 スリランカで運命論者になる 仏教とカーストが生きる島　杉本良男 著　本体二、〇〇〇円＋税

15 言葉から文化を読む アラビアンナイトの言語世界　西尾哲夫 著

16 イタリア、ジェンダー、そして私　宇田川妙子 著

17 コリアン社会の変貌と越境　朝倉敏夫 著

18 故郷中国をフィールドワークする　韓 敏 著

19 仮面の世界を探る アフリカ、そしてミュージアム　吉田憲司 著

20 南太平洋の伝統医療とむきあう マラリア対策の現場から　白川千尋 著　本体二、〇〇〇円＋税

＊白抜は既刊・一部タイトル予定

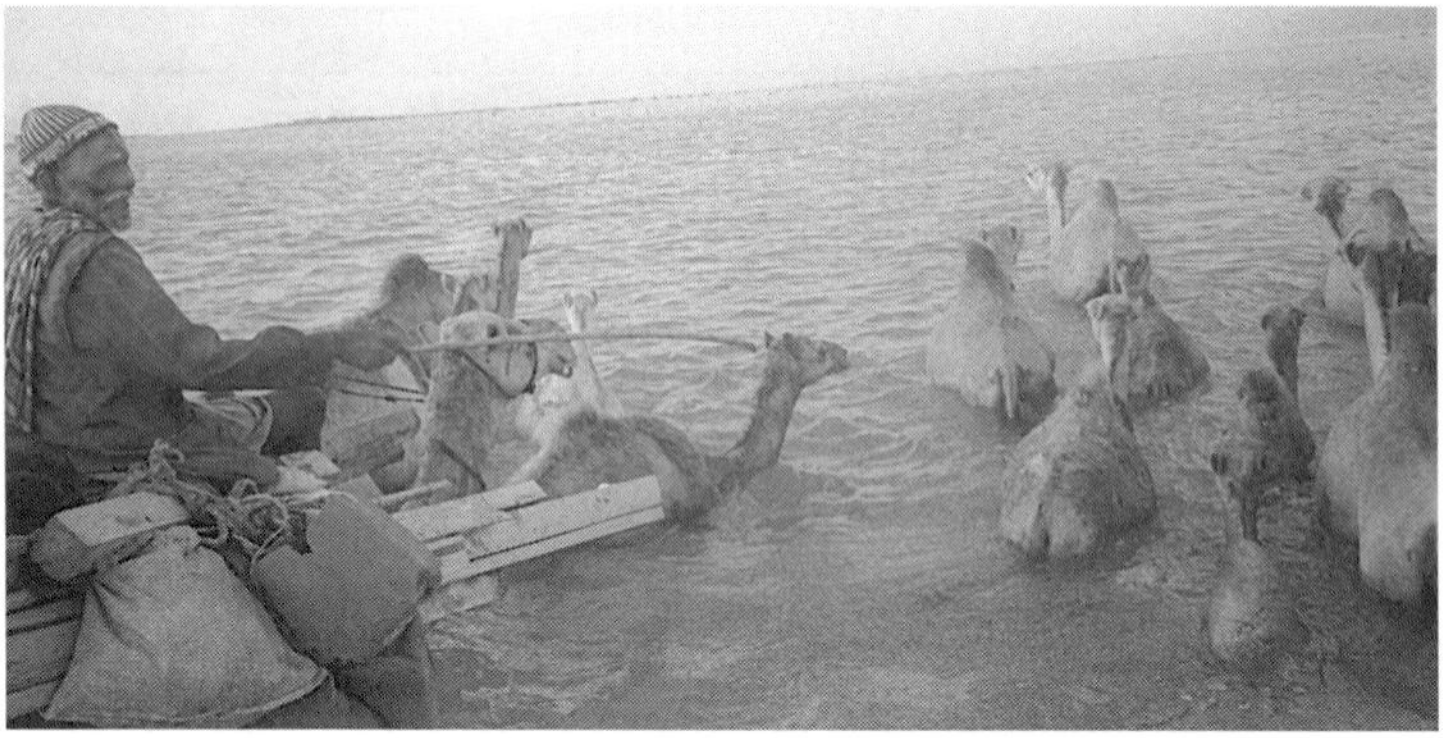

アラブのなりわい生態系

全10巻

責任編集―縄田浩志　編―石山俊・市川光太郎・坂田隆
中村亮・西本真一・星野仏方

1『自然と人間の相互作用環』
2『ナツメヤシ』　本体3,600円+税
3『マングローブ』　本体3,600円+税
4『外来植物メスキート』　本体3,600円+税
5『サンゴ礁』　本体3,600円+税
6『ヒトコブラクダ』
7『ジュゴン』　本体3,600円+税
8『モロコシとトウジンビエ』
9『篤農家と地域社会』
10『現生人類はキーストーン種か？』

＊四六判上製 平均320頁／白抜は既刊
＊タイトルは一部変更になる場合がございます

ISBN978-4-653-04210-5（セット）